W0021731

Praxis der Neuen Aromatherapie

Kurt Schnaubelt

Praxis der
Neuen Aromatherapie

Herausgegeben von Jean Pütz

Rezepte
und
Anwendungen

Die Informationen und Rezepte in diesem Buch sind von Autor, Herausgeber und Verlag nach bestem Wissen und Gewissen sorgfältig erwogen und geprüft, stellen aber keinen Ersatz für eine medizinische Betreuung jeglicher Art dar. Autor, Herausgeber und Verlag übernehmen keinerlei Haftung für etwaige Personen- oder Sachschäden, die sich aus Gebrauch oder Mißbrauch der in diesem Buch aufgeführten Behandlungsmethoden und Rezepte ergeben.

Die Deutsche Bibliothek - CIP-Einheitsaufnahme

Schnaubelt, Kurt:
Praxis der Neuen Aromatherapie : Rezepte und Anwendungen /
Kurt Schnaubelt. Hrsg. von Jean Pütz.-
Köln : vgs, 1998
ISBN 3-8025-1348-7

© vgs verlagsgesellschaft, Köln 1998

Alle Rechte, insbesondere das Recht der Vervielfältigung und Verbreitung, vorbehalten. Kein Teil des Werkes darf in irgendeiner Form (durch Fotokopie, Mikrofilm oder ein anderes Verfahren) ohne schriftliche Genehmigung des Verlages reproduziert oder unter Verwendung elektronischer Systeme verarbeitet, vervielfältigt oder verbreitet werden.

Bildnachweis:
    Foto S. 24: Cornelis Gollhardt, Köln / Stephan Wieland, Düsseldorf;
    Foto S. 26: Intersanté, Bensheim;
    Grafiken: Christa Stüber, Köln
Umschlaggestaltung: Christa Stüber, Köln
Redaktion: Martina Weihe-Reckewitz
Lektorat: Marcus Reckewitz, Bonn
Produktion: Ilse Rader
Druck: Universitätsdruckerei H. Stürtz, Würzburg
Printed in Germany
ISBN 3-8025-1348-7

Besuchen Sie unsere Homepage im WWW:
http://www.vgs.de

Inhalt

Vorwort von Jean Pütz	7

Einführung 12

Öle sind keine Pillen	13
Eigenschaften der Öle	16

Vom sachgerechten Umgang mit Ölen 19

Verdünnte Öle auf der Haut	20
Unverdünnte Öle auf der Haut	21
Inhalation	23
Einnahme von ätherischen Ölen	27

Erkrankungen der Atemwege 29

Die wichtigsten Öle	30
Nasennebenhöhlenentzündung	34
Schnupfen und Katarrh	35
Erkältungen	36
Bronchitis	37
Halsentzündung	39
Mandelentzündung	40

Viruserkrankungen 41

Die wichtigsten Öle	43
Grippe	45
Herpes	46
Genitalherpes	47
Gürtelrose	48

Allergien 49

Die wichtigsten Öle	50
Heuschnupfen	51
Allergische Irritationen der Augen	52
Allergische Reaktionen der Haut	52

Verletzungen und Narben 53

Die wichtigsten Öle	54
Kleine Verletzungen	55
Größere Verletzungen	55
Verbrennungen	56
Prellungen und Stauchungen	57
Sehnenzerrung	57
Narben	58
Schwangerschaftsstreifen	58
Hämorrhoiden	59

Verdauungsbeschwerden 61

Die wichtigsten Öle	63
Träge Verdauung, Verstopfung	66
Streßbedingte Verdauungsbeschwerden	67
Stärkung bei Verdauungsbeschwerden	67
Bakterielle Infektionen des Verdauungssystems	68
Fäulnis im Darm, Blähungen	69
Übelkeit, Reisekrankheit	69

Störungen des Allgemeinbefindens 71

Die wichtigsten Öle	72
Streßsymptome	74
Ganzheitliche Hauttherapie mit ätherischen Ölen	77

Register	79
Bezugsquellen	83

Vorwort von Jean Pütz

Nach dem großen Erfolg, den die *Neue Aromatherapie* (vom gleichen Autorenteam) hatte, wurde immer wieder von vielen Lesern der Wunsch an uns herangetragen, noch eine Ergänzung nachzuliefern, die etwas stärker die praktischen Gesichtspunkte herausstellen sollte, sozusagen konkrete (Be-)Handlungshinweise zum Umgang mit den ätherischen Ölen und noch mehr praktischen Rezepten. Wir, d. h. Dr. Kurt Schnaubelt und ich, Jean Pütz, als Herausgeber und Koautor, sind diesem Wunsch gerne nachgekommen – das Ergebnis ist das vorliegende Buch.

Die ätherischen Öle haben längst ihren segensreichen Wirkungsnachweis im Dienste unserer Gesundheit geliefert – wie auch die zahlreichen Erfahrungen unserer Leser bestätigen. Das gilt einerseits für ihre allgemein das Immunsystem stärkenden Fähigkeiten und andererseits für ihre Heilwirkungen zum Kurieren von speziellen Beschwerden. Geradezu unentbehrlich sind die ätherischen Öle bei der Behandlung von bestimmten chronischen Erkrankungen geworden.

Die Frage bleibt, warum die wissenschaftliche Pharmazeutik, die Lehre von den Arzneimitteln, davon so wenig Kenntnis nimmt, und warum bestenfalls von einigen wenigen – meist einheimischen – Heilkräutern und deren Ölen Monographien erstellt worden sind, die es ermöglichen, diese ätherischen Öle auch »offiziell« zum Vorbeugen und Heilen zu empfehlen. Diese Monographien sind detaillierte pharmazeutische Beschreibungen von Heilpflanzen und ihren Substanzen, seinerzeit veröffentlicht durch das ehemalige Bundesgesundheitsamt. Was das Erstellen dieser Monographien anbelangt, habe ich schon immer die Zufälligkeit und Willkürlichkeit der Inhalte kritisiert: Alles, was eine vom Bundesgesundheitsamt eingesetzte Kommission bis zu einem bestimmten Stichpunkt akzeptiert hatte, wurde in die Monographie-Liste aufgenommen. Diese Kommission war übrigens paritätisch besetzt mit Vertretern der Wissenschaft und der Industrie (vgl. dazu auch Pütz/Niklas: *Hobbythek – Gesundheit mit Kräutern und Essenzen*, Köln 1994, Seite 25 ff.).

Bei der damaligen Zulassung war es offenbar kein Problem, auch altbewährte Hausmittelchen ohne wissenschaftliche Beweise aufzunehmen und mit dem Monographie-Signé zu versehen, so daß ihnen sogar der Arzneimittelstatus verliehen wurde, obwohl eine pharmazeutische Wirkung nach schulmedizinischen Kriterien oft nur schwer zu belegen war. Verblüffend war auch, daß in den Monographien durchaus ganzheitsmedizinische Gesichtspunkte vermerkt wurden, die in der Schulmedizin häufig als unseriös dargestellt werden. Meiner Meinung nach war ein wichtiger Grund für diese Vorzugsbehandlung darin begründet, daß die Industrie (die in der Kommission ja gewichtig vertreten war) mit diesen Stoffen bereits seit Jahrzehnten gutes Geld macht. Aber selbst dagegen wäre nichts zu sagen, wenn nicht an einem meines Erachtens willkürlichem Stichtag, dem 1. Januar 1990, der Aufnahme weiterer Natursubstanzen (z. B. ätherische Öle), die sich als mindestens ebenso wirksam darstellen, ein Riegel vorgeschoben worden wäre: Bis zu diesem Zeitpunkt war die Erstellung einer Monographie für das jeweilige Heilkraut übrigens fast kostenlos.

Die Konsequenz ist, daß seither jeder neue Naturstoff, ob Extrakt, Tee oder ätherisches Öl etc., ein den synthetischen Arzneimitteln fast gleichkommendes kostenfressendes Zulassungsverfahren durchlaufen muß. Das gilt auch für Stoffe, die z. B. in die weltweit geltende Monographie-Liste der UNESCO aufgenommen wurden. Ich halte dies für einen unhaltbaren Zustand, unter anderem, weil fast niemand bereit ist, die jetzigen hohen Kosten für neu aufzunehmende Naturstoffe zu tragen. Denn derjenige, der die Substanz anmeldet, hat kaum

Vorteile davon, weil mit Erteilung der Zulassung jeder, auch direkte Konkurrenz, diese Substanz auf den Markt bringen könnte. Daß sich die Investition zumindest für den Anmelder in den seltensten Fällen rechnet, zeigt sich auch darin, daß nach dem besagten Stichtag 1990 kaum mehr neue Heilmittel auf Kräuterbasis über die Monographie-Liste hinzugekommen sind. Besonders bedauerlich ist das z. B. für ätherische Öle wie das Teebaumöl, das millionenfach seine therapeutische Wirkung in der Praxis bewiesen hat, allerdings nur mit einigen Tricks, etwa unter der Eingrenzung »nur für kosmetische Zwecke geeignet«, in den Handel zu bringen ist. Aber lassen Sie sich dadurch nicht abschrecken: Auch wenn es »bürokratische Kriterien« nicht erfüllt – die enorme Wirksamkeit des Teebaumöls bleibt die gleiche.

Das vorliegende Buch möchte keineswegs den niedergelassenen Allgemein- oder Fachärzten den Rang ablaufen – im Gegenteil: Ernste Erkrankungen gehören stets in ärztliche Behandlung. Allerdings zeigt sich in der Medizin immer wieder: Nicht der Arzt, der sofort handelt – d. h. der mit Kanonen (sprich Antibiotika) auf Spatzen (z. B. einen grippalen Infekt) schießt –, ist der beste, sondern der Arzt, der leichten Erkältungen und Infektionen mit Symptomen wie Heiserkeit, Bronchialkatharr, Schnupfen usw. durchaus auch einmal mit Hausmitteln entgegentritt und der seinen Patienten etwas Geduld nahelegt, um dem Körper genügend Zeit für das Auskurieren einer leichten Krankheit zu lassen.

Etwas an dem eigentlich unsensiblen Motto »Was uns nicht umwirft, macht uns stark.« ist durchaus sinnvoll – auch nach neuesten Erkenntnissen der Immunbiologie, der Lehre von den körpereigenen Abwehrkräften. Jedenfalls kann kein Medikament und keine Medikamentenkombination die phantastischen Leistungen eines gesunden Immunsystems jemals ersetzen. Für seine erfolgreiche Arbeit braucht es aber in der Regel

Zeit, um die spezifischen Abwehrmaßnahmen gegen eine Erkrankung aufbauen zu können. Wird dieses Prinzip vernachlässigt, dann darf man sich nicht wundern, wenn das Immunsystem immer schwächer wird, sozusagen auf Sparflamme schaltet, und man bei der geringsten Gelegenheit wieder krank wird.

Außerdem: Wenn dem Immunsystem keine konkreten Aufgaben gestellt werden, es unterfordert wird, kann es geschehen, daß es sich gegen sich selbst, also das körpereigene Gewebe, richtet bzw. überreagiert. In der Folge werden z. B. auch an sich harmlose Antigene (Fremdkörper im menschlichen Organismus) angegriffen – was sich dann häufig als Allergie darstellt. Nicht anders ist das Ergebnis breit angelegter wissenschaftlicher Studien zu verstehen, daß Kinder, die in besonders hygienischen und behüteten Verhältnissen aufwachsen, etwa drei- bis viermal anfälliger für Allergieerkrankungen sind, als Kinder, die auch mal kräftig im Dreck wühlen dürfen.

Solche Erkenntnisse führen auch zu einer generellen Frage an die moderne Arzneimittelforschung: Könnte es sein, daß die rein an der Bekämpfung konkreter Krankheiten orientierte Arzneimittelforschung allmählich in eine Sackgasse steuert? Ohne Zweifel! Der modernen Pharmazie stehen heute Mittel und Wege zur Verfügung, von denen sie vor 50 Jahren nicht mal zu träumen wagte, z. B. gezieltes Moleküldesign am Reißbrett, um Arzneimitteln die gewünschte Wirkung zu verpassen.

Meines Erachtens wäre es besser, wenn man langsam, aber sicher zu einer neuen Art von Medikamenten übergehen würde, und zwar zu solchen, die gezielt die ureigenen Abwehrkräfte unseres Immunsystems anregen. Der körpereigenen Abwehr stehen dafür eine Fülle von Blutkörperchen (z. B. Phagozyten bzw. Freßzellen, T4-Helferzellen usw.) und viele Substanzen (Antikörper etc.) zur Verfügung, die gegen die verschiedensten Krankheiten (bis hin zu Krebs) eingesetzt werden kön-

nen. Allerdings kann es bei einem geballten Angriff von Mikroorganismen vorkommen, daß das Immunsystem, jedenfalls auf die Schnelle, mit der Menge der Erreger nicht fertig wird. Genau hier könnte die Wissenschaft ansetzen und das Immunsystem mit Mitteln von außen zu gezielten Bekämpfungsmaßnahmen, z. B. zur Vermehrung von spezifischen Antikörpern oder Freßzellen, anregen. Ein herausragendes Beispiel gibt es bereits: Impfungen werden seit fast einem Jahrhundert erfolgreich angewandt, um das Immunsystem des Menschen gezielt zu stimulieren. Solche Methoden haben sich also bewährt. Nun kommt es nur auf die Kreativität der Forscher an, diese Konzepte weiterzuentwickeln. Bei der Entwicklung von Immunstimulanzien könnten die Ergebnisse aus der Aids-Forschung gute Dienste leisten, denn gerade die Untersuchung dieser Krankheit hat zu tiefen Einblicken in die Funktionsmechanismen unseres Immunsystems geführt.

Nach meinem Eindruck könnten solche Überlegungen auch die Bewertung von Medikamenten generell beeinflussen - sozusagen eine Brücke zwischen der ganzheitlichen Medizin und der Schulmedizin schlagen. Ich habe vor kurzem eine mehrwöchige Reise in die Volksrepublik China unternommen, wo man diesbezüglich schon erheblich weiter ist. In der gerühmten medizinischen Fakultät der Tongji-Universität in Wuhan, der größten Stadt am Yangtsekiang, gibt es einen gewichtigen Forschungszweig, der unter der Leitung von Professor Ye Wang Yun zu einer erstaunlichen Annäherung zwischen der Traditionellen Chinesischen Medizin (TCM) und der europäisch geprägten Schulmedizin gekommen ist. Viele Stoffe, die seit Jahrtausenden in der TCM ihre Wirksamkeit bewiesen haben, erscheinen bei der schulmedizinischen Untersuchung ihrer Wechselwirkungen mit dem Immunsystem in völlig neuem Licht.

Das sollte auch in Bezug auf die Aromatherapie möglich sein, insbesondere, wenn man bedenkt, daß ätherische Öle von Pflanzen vor allem produziert werden, um sich Krankheitserreger vom Hals bzw. Stengel zu halten, d. h. vor allem den Befall durch Bakterien, Viren und Pilzen vorzubeugen. Ätherische Substanzen übernehmen im Pflanzenreich aber auch eine Art Botenstoff-Funktion, als Hormone, deren Wirkung auf bestimmte Mikroorganismen wie auch das menschliche Immunsystem nicht zu unterschätzen ist. Diese ganzheitliche Wirkung mit schulmedizinsichen Methoden zu belegen, dürfte sehr schwierig werden. Soziologen benutzen allerdings häufig die Methode der sogenannten Mehrschichtanalyse, eine wissenschaftliche Form der Statistik über mehrere Ebenen. Vielleicht könnte dieses Konzept auch in der medizinischen Wirkungsforschung von ätherischen Ölen gute Dienste leisten. Denn: Auch wenn möglicherweise nicht alles erforscht werden kann, sollten Wissenschaftler stets neugierig bleiben und dann und wann über den Tellerrand schauen.

In diesem Sinne: Viel Erfolg und Spaß bei der Anwendung unserer Rezepte,

Ihr

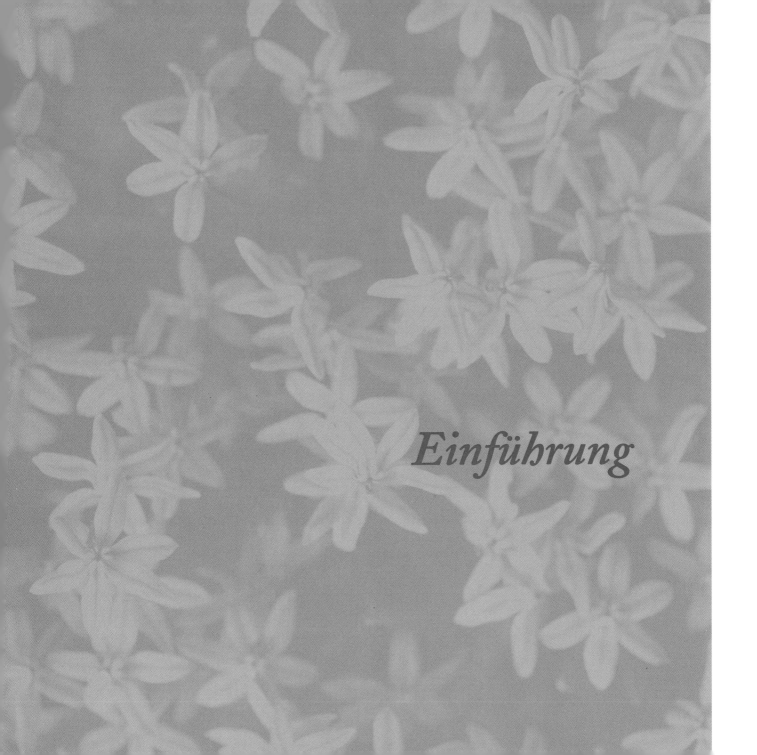

Einführung

Stürmisch und abwechslungsreich war die Entwicklung der Aromatherapie während der letzten drei Jahrzehnte. Die erzielten Fortschritte gehen sowohl auf die in der Forschung gewonnenen Erkenntnisse als auch auf die Erfahrungen enthusiastischer Laien zurück. Die kommerzielle Nutzung dieser Therapieform entfaltete sich in einem Maß, das ein noch in der Entwicklung befindliches Heilverfahren gerade vertragen kann, ohne seine Identität zu verlieren.

Die Faszination, die von der Aromatherapie für viele Menschen in den westlichen Industriegesellschaften ausgeht, ist beträchtlich und folgt einem grundsätzlichen Trend hin zu natürlichen Heilverfahren. Kurz gesagt, in der Hinwendung zur Aromatherapie offenbart sich oft mehr die Unzufriedenheit mit dem schulmedizinischen Status quo als eine Reaktion auf neue oder besonders sensationelle Heilungsversprechen. Die Antworten, die die Aromatherapie auf viele drängende Fragen anbietet, sind vielschichtig und oft interdisziplinär, dennoch scheinen sie die Bedürfnisse vieler Menschen in einer zeitgemäßen Art zu befriedigen.

In diesem Buch werden die erfolgreichsten Behandlungsmethoden der Aromatherapie vorgestellt, die sich über drei Jahrzehnte in der Praxis bewährt haben und die sich, wie die meisten Aromatherapieanwendungen, für die Selbstmedikation eignen.

Während wir, Jean Pütz und ich, in unserer ersten Veröffentlichung *Neue Aromatherapie. Gesundheit und Wohlbefinden durch ätherische Öle* (Köln 1995) die chemischen und pharmakologischen Eigenschaften, die Anwendungsbereiche und die Wirkung der angewandten Öle beschrieben haben, werden in diesem Buch, auf der Basis von Experimenten, Erfahrungswerten aus nunmehr jahrzehntelanger Anwendung und pharmakologischen Erkenntnissen Rezepte vorgestellt, die es dem Neuling wie dem fortgeschrittenen Anwender erlauben, die Aromatherapie schnell und sicher praktisch anzuwenden.

Dieses Buch will gleichermaßen helfen, bestehende Unsicherheiten zu überwinden, die hinsichtlich einer sachgemäßen Anwendung von ätherischen Ölen nach wie vor bestehen. So werden die potentiellen Gefahrenmomente in vielen Aromatherapiebüchern oft mit verallgemeinernden Aussagen behandelt. Es wird z. B. häufig gewarnt, Öle niemals unverdünnt auf der Haut anzuwenden, oder es wird darauf hingewiesen, ätherische Öle nur unter Anleitung eines qualifizierten Fachmannes oder Arztes einzunehmen. Derart pauschale und bisweilen unsachgemäße Hinweise finden sich in der Literatur, besonders in der britischen, immmer wieder, tragen aber wenig dazu bei, dem Laien ein praktisches und gefühlsmäßiges Verständnis für die Aromatherapie zu vermitteln. Darüber hinaus entsprechen solche Aussagen nicht der tagtäglichen Praxis: Befragt man die Teilnehmer von Aromatherapie-Seminaren, ob sie schon einmal ein ätherisches Öl eingenommen oder Öle unverdünnt auf der Haut angewendet haben, antworten in der Regel weit mehr als 50 Prozent der Teilnehmer mit »Ja«. Viele Aromatherapie-Anwender tun genau das, wovon die Mehrzahl der konventionellen Aromatherapie-Bücher abrät.

Die meisten der vorgeschlagenen Anwendermethoden werden von wissenschaftlichen Erkenntnissen über die pharmakologische Wirkung ätherischer Öle gestützt. Während es zur Pharmakologie der ätherischen Öle relativ umfangreiche wissenschaftliche Literatur gibt, findet man zur klinischen Anwendung nur wenig wissenschaftliche Abhandlungen. Eine herausragende Ausnahme ist ein sehr ausführliches und umfangreiches dreibändiges Werk über klinische Anwendungen ätherischer Öle bei Infektionskrankheiten aller Art von Paul Belaiche.

Wichtige wissenschaftliche Grundlage der Aromatherapie ist ein fundierteres Wissen um die chemische Zusammensetzung der ätherischen Öle. Modernste

Analyseverfahren haben das Verständnis dafür, wie sogar nur in Spuren vorhandene Bestandteile zum Wirkungsspektrum der Öle beitragen, beträchtlich erweitert. Ein von dem damals noch in Würzburg lehrenden Prof. K. H. Kubeczka (heute Universität Hamburg) vor mehr als 25 Jahren ins Leben gerufener und seitdem regelmäßig stattfindender Kongreß, der sich im wesentlichen mit der chemisch-analytischen Erforschung ätherischer Öle befaßt, war und ist die treibende Kraft für die Ausweitung unseres Wissens über die faszinierenden Aspekte der ätherischen Öle.

Erfahrung durch Selbstmedikation

Neben der skizzierten wissenschaftlichen Basis leisten die durch Selbstmedikation gesammelten Erfahrungen der zahllosen Aromatherapie-Anwender einen wesentlichen Beitrag zu den Behandlungsvorschlägen. Dies steht noch nicht einmal im Widerspruch zu einer wissenschaftlichen Einschätzung der Situation. Nach kompetenter wissenschaftlicher Einschätzung stellt die Aromatherapie eine Methode dar, bei der der erzielbare Nutzen und die Risiken in einem besonders günstigen Verhältnis zueinander stehen. Damit empfiehlt sich die Aromatherapie besonders zur Selbstmedikation. Unerwünschte Nebenwirkungen von ätherischen Ölen können in der Regel durch einfaches Absetzen des betreffenden Öles zurückgeführt werden.

Öle sind keine Pillen

Das volle Potential der Aromatherapie erfolgreich zu nutzen, setzt das Verständnis voraus, daß die Wirkungsweise von ätherischen Ölen anders ist als die konventioneller Arzneimittel. Der wichtigste Unterschied: Ein Öl kann bei verschiedenen Menschen unterschiedliche Wirkung entfalten. Öle sind keine Pillen. Das heißt, nicht jeder reagiert auf jedes Öl gleich. Je nach individueller Voraussetzung wird man auf das eine Öl stark, auf das andere kaum und auf ein drittes vielleicht gar nicht reagieren. Doch das ist normal und bedeutet nicht, daß die Öle grundsätzlich nicht wirken. Vielmehr lehrt es uns etwas über uns selbst. Mit der Zeit beginnt man zu verstehen, warum man auf gewisse Öle reagiert, wieso man den Duft mancher Öle schätzt und den anderer nur schwer ertragen kann.

Man könnte versuchen, die spezifische Wirkung gewisser Öle auf bestimmte Individuen wissenschaftlich zu erklären. Für den Anwender ist es aber sinnvoller, sich diese Phänomene durch praktische Erfahrungen zu erschließen. Dazu ein Beispiel: Ein angespannter, nervöser Asthmatiker wird auf einen Tropfen vom Öl der Römischen Kamille, auf der Haut über dem Sonnengeflecht (Solarplexus) verrieben, gänzlich anders reagieren als jemand, der im Vollbesitz seiner Kräfte ist und in sich ruht. Öle wirken dann am stärksten, wenn ihre Wirkung wirklich benötigt wird. Ist dies nicht der Fall, werden die Öle ohne weitere Wirkungen zu hinterlassen wieder ausgeschieden.

Die Aromatherapie wirkt also selbstregulierend, während im Unterschied dazu konventionelle Medikamente manipulativ wirken, d. h. sie haben immer die gleiche Wirkung, sei sie nun tatsächlich notwendig oder nicht.

Einführung

Ätherische Öle

Öle wirken bei einem Menschen, wenn sie benötigt werden. Der Schlüssel zum Verständnis dafür liegt in der vielschichtigen chemischen Zusammensetzung der Öle. Die Substanzen, die wir in den Ölen finden, sind aufgrund ihrer biologischen Natur geeignet, in Stoffwechselprozesse stärkend und regulierend einzugreifen und Schwachstellen zu stärken. (Manche Wirkstoffe erfüllen in Pflanzen ähnliche Funktion wie bei uns Hormone, oder sie wehren Mikroben und Schädlinge von der Pflanze ab.)

Öle bestehen aus Substanzen, die aufgrund ihrer Gewinnung durch Wasserdampfdestillation chemisch harmlos, oder wie der Chemiker sagt, inert sind. Kochendes Wasser und heißer Dampf sorgen dafür, daß all jene Substanzen, die leicht eine chemische Reaktion eingehen, durch die Kochtemperatur während der Destillation dies gleich im Reaktionskessel tun. Die Bestandteile des mit der Destillation gewonnenen ätherischen Öls haben sich im wahrsten Sinn des Wortes bereits abreagiert, sie sind nur noch biologisch aktiv. Das Zusammenwirken von biologischer Aktivität und chemischer Inaktivität erklärt, daß Öle nicht von sich aus Reaktionen hervorrufen, sondern nur dann wirken, wenn im Stoffwechsel Angriffspunkte vorhanden sind. Wenn der Körper die Öle nicht benötigt, verhalten sie sich nicht wie Drogen, sondern sie werden wieder ausgeschieden, ohne bleibende Effekte verursacht zu haben.

Konventionelle Pillen

Ganz anders wirken chemische Pillen. Sie sind so beschaffen, daß sie möglichst bei jedem Menschen wirken, ungeachtet der individuellen Konstitution. Synthetische Medikamente lassen sich nach den Worten von Dr. Andrew Weil eher mit waffenähnlichen Mitteln vergleichen, mit denen man gegen eine Krankheit vorgeht (Allopathie). Meist ›bekämpft‹ man mit ihnen Mikroorganismen oder Schmerz – auch die Werbung für diese Pillen ist oft im Tonfall einer Kriegsberichterstattung gehalten.

Weil Pillen eine Art ›Waffen‹ darstellen und wir wissen, daß Waffen, ganz gleich gegen wen sie gerichtet sind, gefährlich sein können, gibt man uns bei Anwendung der Pillen alle möglichen Maßregeln und Warnungen vor Nebenwirkungen und Unverträglichkeiten mit auf den Weg. Viele Pillen sind so starke Waffen im Kampf gegen den vermeintlichen Feind, daß man sie »waffenschein-« bzw. rezeptpflichtig gemacht hat. Doch Spaß beiseite: Ist eine Pille erst einmal geschluckt, wird sie ihre Wirkung so oder so ausüben, unabhängig davon ob derjenige, der sie nimmt, sie auch wirklich braucht.

Die selektive Wirkung der Öle

Viele Menschen, auch die, die sich noch nicht ausgiebig mit alternativen Heilmethoden befaßt haben, beurteilen Methoden wie die Aromatherapie wohlwollend, weil sie in der Regel sanft und mit nur geringen Nebenwirkungen heilen. Gleichzeitig ist aber auch die Ansicht verbreitet, man müsse, wenn man ernsthaft erkrankt ist, eben doch zu den deutlich wirkenden konventionellen Mitteln greifen.

Öle können aufgrund ihrer komplexen Zusammensetzung aber wesentlich flexibler in eine Wechselwirkung mit dem Menschen eintreten. Sie wirken dort, wo sie nutzbringend eingreifen können, und sie halten sich vornehm zurück, wenn sie nicht benötigt werden.

Konventionell wissenschaftlich gesehen, bereitet es große Schwierigkeiten, die selektive Wirkungsweise der ätherischen Öle zu akzeptieren. Wir sind darauf konditioniert, zu fordern, daß eine Substanz statistisch signifikant wirksam sein muß, um als Arznei anerkannt zu werden. Praktisch heißt das, eine Substanz muß bei mindestens 65 % der Bevölkerung wirksam sein, oder sie wird als unwirksam betrachtet. Daß eine fein abgestimmte, individuelle Wirkung ätherischer Öle tatsächlich existiert, könnte sicher auch wissenschaftlich gezeigt werden, wenn es den Willen dazu gäbe und die Forschungsgelder dafür bereitgestellt würden. Doch die Experimente würden sehr kompliziert sein, viele Einflußgrößen ändern sich zur gleichen Zeit – ein Alptraum für jeden Wissenschaftler.

Eigenschaft	ätherische Öle	Pillen
Molekülgröße	klein	mittel bis groß
Löslichkeit	in fetten Ölen	in Wasser
Zusammensetzung	oft komplex, mehrere hundert Bausteine	Einzelsubstanz oder Gemische weniger Substanzen
Herkunft	natürlich (pflanzliche Biosynthese)	meist synthetisch (aus chemischen Fabriken)
Wirkungsweise	vielschichtig: zusätzlich zur gezielten Heilwirkung weitreichende (ganzheitliche) Einflüsse auf Hormonhaushalt, vegetatives Nervensystem und über den Duft auch auf Emotionen und Psyche; Öle unterstützen Gesundungsprozesse.	zielgerichtet, aber dadurch auch eingeschränkt; die wissenschaftlich belegbare Wirkung steht im Vordergrund; Nebenwirkungen meist nur geduldet, oft risikobehaftet; Pillen bekämpfen (antagonistisch) ein Symptom oder Mikroorganismen.

Die Entwicklungsdauer

Der Mensch hat sich während seiner Entwicklung über einen langen Zeitraum hinweg mit den Gewürzpflanzen und den in ihnen enthaltenen Substanzen beschäftigt und sie zu nutzen gewußt. Die Pflanzen bildeten im Laufe der Zeit Sekundärsubstanzen wie ätherische Öle, um sich vor Pflanzenfressern zu schützen. Waren diese Substanzen auch für den Menschen nützlich, z. B. um Parasiten fernzuhalten, trug der Mensch durch Kultivierung zum Überleben der Pflanzen bei und sicherte sich selbst somit die Verfügbarkeit der gewünschten Stoffe. Zwischen Mensch und ätherischem Öl gibt es evolutionsbedingt eine äußerst feine Abstimmung.

Dies läßt sich an einem sehr eindrucksvollen Beispiel zeigen: Bekämpft man eine Infektion mit einem Breitbandantibiotikum, so werden als Folge davon nicht nur die Krankheitserreger, also die »schlechten« Bakterien, getroffen, sondern die ganze Darmflora wird in Mitleidenschaft gezogen, also auch die »guten« Bakterien, die für unsere Gesundheit von entscheidender Bedeutung sind.

Ganz anders die ätherischen Öle: Die Phenole, die in ätherischen Ölen vorhanden sind, töten zwar die schlimmsten krankheitserregenden Bakterien ab, die guten Bakterien dagegen haben sich aber seit Zehntausenden von Jahren mit diesen Phenolen »angefreundet« und werden von ihnen nicht angegriffen, sondern sie wandeln die Wirkstoffe in nutzvoller Weise um.

Einführung

Den Hauptbestandteilen ätherischer Öle lassen sich ganz bestimmte Wirkungsweisen zuordnen.

nucleophil

ESTER
krampflösend, ausgleichend, fungizid

ALDEHYDE
sedativ, entzündungshemmend, antiviral

KETONE
zellregenerierend, schleimlösend, neurotoxisch

SESQUITERPEN-KW (C15)
entzündungshemmend, antiallergisch

lipophil

LACTONE
schleimlösend

SESQUITERPEN-ALKOHOLE

hydrophil

PHENYL-PROPANE
(Estragol, Anethol)
krampflösend, ausgleichend auf sympathisches Nervensystem

PHENYL-PROPANE
(Eugenol, Zimtaldehyd)
hautreizend, antibakteriell, stimulierend

MONOTERPEN-ALKOHOLE
tonisierend, antiseptisch, antiviral, immunstimulierend

MONO-TERPEN-KW (C10)
antiviral, z.T. kortisonähnlich (Picea mariana, Pinus silvestris)

PHENOLE
stark antibakteriell, immunstimulierend, wärmend

OXIDE
expektorierend

elektrophil

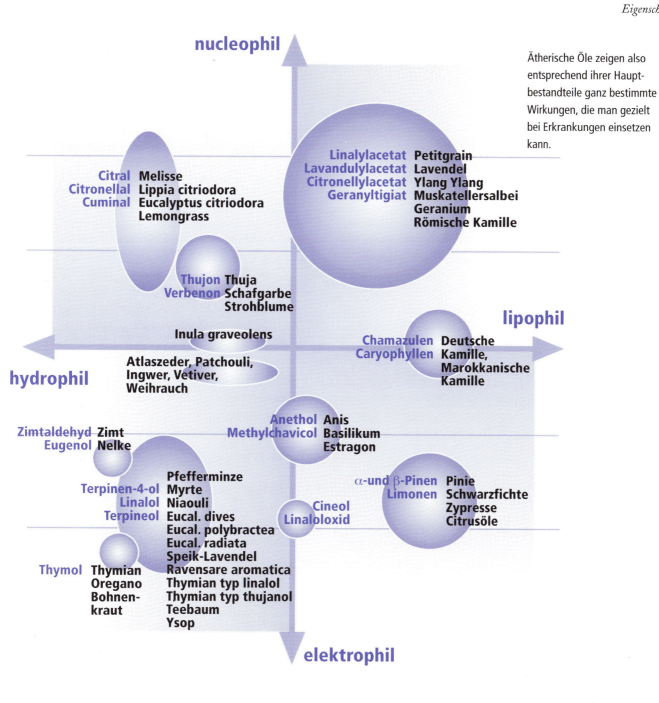

Eigenschaften der Öle

Ätherische Öle zeigen also entsprechend ihrer Hauptbestandteile ganz bestimmte Wirkungen, die man gezielt bei Erkrankungen einsetzen kann.

Eigenschaften der Öle

Wie man ätherische Öle anwendet, ergibt sich aus ihren chemischen, physikalischen und vor allem biologischen Eigenschaften.

Ätherische Öle sind flüchtig

Ätherische Öle zeichnen sich durch eine ausgesprochen leichte Flüchtigkeit aus (»ätherisch« bedeutet wörtlich »flüchtig wie Äther«), da die Moleküle ihrer Bestandteile relativ klein sind. Das Molekulargewicht eines typischen ätherischen Moleküls beträgt ca. 150 mol. Nur gasförmige Moleküle wie Sauerstoff haben mit 36 mol ein noch geringeres Molekulargewicht. Das Molekulargewicht von Speiseöl beträgt ca. 400–500 mol.

Ätherische Öle lösen sich in Fetten und Ölen

Die ätherischen Moleküle sind fettlöslich, da sie relativ unpolar (ohne Ladung) sind, wie auch die Moleküle in Ölen und Fetten. Deshalb lassen sich auch ätherische Ölmoleküle mit Fetten mischen.

Faszinierende Komplexität

Ätherische Öle sind Produkte des pflanzlichen Stoffwechsels. Somit sind Öle praktisch nie gleichbleibende Mischungen einiger weniger klar definierter Inhaltsstoffe, sondern sie sind vielmehr komplexe, natürliche Mischungen von oft mehreren hundert verschiedenen Bausteinen. Ätherische Öle, die aus einer bestimmten Pflanze destilliert werden, sollten eine konstante Zusammensetzung aufweisen. Aber ähnlich wie beim Wein unterliegen auch ätherische Öle in ihrer Zusammensetzung, Qualität und ihrem Charakter vielen verschiedenen Variablen: Klimatische Einflüsse, aber auch der Boden, die Höhenlage und landwirtschaftliche Praktiken in der Umgebung spielen eine große Rolle.

Der Duft

Neuere Forschungsergebnisse deuten darauf hin, daß wir den Einfluß, den Düfte auf die psychische und körperliche Gesundheit haben können, immer noch stark unterschätzen. Die Entwicklung eines mehr oder weniger starken Dufteffektes beim Auftragen der ätherischen Öle auf die Haut ist ein Faktor, den man als Selbstanwender bewußt kontrollieren und steuern kann. In den meisten Fällen sollte es möglich sein, für eine spezifische Anwendung solche Öle auszuwählen, die die gewünschten physischen Effekte mit einem harmonisierenden Duft verbinden.

Reinheit der Öle

Verwenden Sie nur genuine und authentische Öle, d. h. solche, die allein aus der Stammpflanze gewonnen wurden. Die oft genannten möglichen Gefahren ätherischer Öle gehen fast ausschließlich von chemischen Zusatzstoffen aus. Bei genuinen und authentischen ätherischen Ölen sind unerwünschte Reaktionen – fast nur in Form von Irritation und Sensibilisierung der Haut – selten.

Der Erfolg Ihrer Anwendungen hängt von der Reinheit der benutzten Öle ab! Eine gute Verträglichkeit und entsprechende Heilwirkungen darf man nur von genuinen Ölen natürlicher Herkunft erwarten.

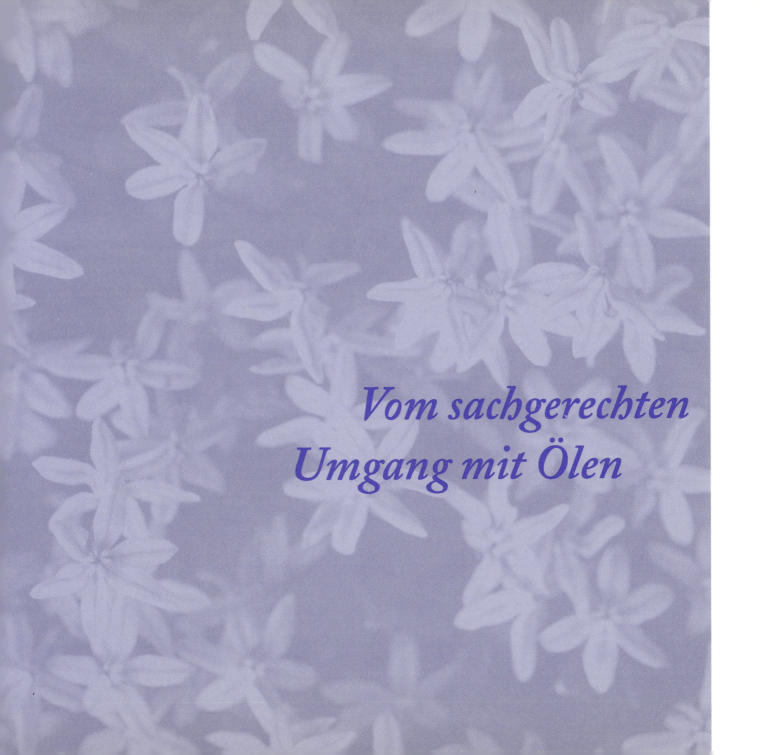

Vom sachgerechten Umgang mit Ölen

Verdünnte Öle auf der Haut

Da die Moleküle der ätherischen Öle sehr klein sind, neigen sie dazu, mit großer Leichtigkeit zu diffundieren, z. B. in menschliches Fettgewebe hinein. Beim Auftragen von Öl auf die Hautstelle verteilen sich die Ölmoleküle in unterschiedlichem Maß im Gewebe. Manche Ölbestandteile erreichen die Blutbahn, andere bleiben im Fettgewebe zurück.

Für die gängigste und sicherste Methode, um ein Öl auf die Haut aufzutragen, ist das Verdünnen des ätherischen Öls in einem fetten Basis- oder Trägeröl – fette pflanzliche Öle, z. B. Sonnenblumenöl, Sesamöl, Mandelöl oder auch Haselnußöl – notwendig.

Verdünnen leicht gemacht – die 2%ige Lösung

Die Vorbereitung einer anwendungsfertigen Mischung von ätherischen Ölen in fettem Basisöl ist ganz einfach: Man stellt eine Mischung (Lösung) von 2 % eines ätherischen Öls in einem fetten Basisöl her (z. B. 5–6 Tropfen ätherisches in 10 ml fettes Öl). Das ist auch ohne »professionelles« Meßgerät nicht schwer.

Die 2%ige Mischung ist besonders geeignet für Massageanwendungen, aber auch bei vielen Erkältungskrankheiten ist eine Behandlung mit ätherischen Ölen über die Haut die wirksamste Form. Bei akuten Erkrankungen ist es allerdings ratsam, den Anteil der ätherischen Öle zu erhöhen und ca. 10 % in das fette Basisöl einzuarbeiten (1 Teil ätherisches Öl und 9 Teile fettes Öl). Für die vorbeugende und regenerierende Kosmetik sowie generell für die Hautpflege, zu der auch der entzündungshemmende Aspekt gehört, empfiehlt

sich selbstverständlich die Anwendung über die Haut, wobei Lösungen unter 2 % (bis 0,5 %) zu verwenden sind.

Üblicherweise haben die Ölfläschchen einen der allgemein üblichen Tropfverschlüsse. Grob geschätzt entsprechen ca. 30 Tropfen etwa 1 ml. Gibt man 2 ml ätherisches Öl in ein 100-ml-Fläschchen mit fettem Öl, ist die 2%ige Standardkonzentration bereits fertig.

Man kann sich auch folgender Faustregel bedienen: Die angegebene Milliliterzahl der Flasche, in der man die Mischung herstellen will, einfach durch 2 teilen, und man kommt auf die Anzahl der Öltropfen, die man in die Flasche geben muß, um eine 2%ige Lösung zu erreichen. Ein Beispiel für eine 100-ml-Flasche: 100 : 2 = 50. Demzufolge gibt man 50 Tropfen eines ätherischen Öls oder einer Ölmischung in die 100-ml-Flasche, um eine 2%ige Lösung zu erhalten.

Aufgrund der guten Verträglichkeit der Öle muß dieses Mischungsverhältnis aber nicht penibel eingehalten werden. Gibt man anstelle von 2 ml einmal 3 ml auf 100 ml Basisöl, so ist dies kein Beinbruch. Umgekehrt gilt, daß man kein Nachlassen der Wirkung befürchten muß, nur weil man einmal zufällig etwas weniger ätherisches Öl zugegeben hat. Im Gegenteil: Bei manchen Ölen scheint weniger oft mehr zu sein, also geringere Konzentrationen sogar oft eine stärkere Wirkung zeigen als höhere Konzentrationen.

Die Mischung von 2 % bis 10 % ätherischen Öles in fetten Basisölen ist ein Grundrezept, mit dem ätherische Öle großzügig auf die Haut aufgetragen werden können, insbesondere bei der Do-it-yourself-Hautpflege mit ätherischen Ölen (vgl. Bezugsquellen ab S. 83). Man sollte immer zunächst von einer 2%igen Lösung eines Öls oder Ölgemisches ausgehen, wenn man Körper- oder Gesichtsöle mit den unterschiedlichsten Essenzen, Cremes oder Lotionen mischt. Je nach dem persönlichen Bedarf kann dieses Prinzip aber durchaus zu größeren oder zu geringeren Konzentrationen abgewandelt werden.

Unverdünnte Öle auf der Haut

Obwohl in der gegenwärtigen Aromatherapie-Literatur vielfach davon abgeraten wird, ätherische Öle unverdünnt auf der Haut anzuwenden, ist dies bei den Anwendern eine durchaus praktizierte Methode. Grundsätzlich ist es tatsächlich möglich, geeignete ätherische Öle unverdünnt auf die Haut aufzutragen – ohne daß im Regelfall (Ausnahmen werden nachfolgend beschrieben) bleibende Schäden die Folge sind.

Kommerz und Gesundheit

Das oftmals hysterische Gezeter, mit dem die Benutzung reiner ätherischer Öle auf der Haut dem Anwender untersagt wird, beruht in den meisten Fällen nicht auf nachweisbar vorhandenen Gefahren, sondern auf kommerziellem Interesse. Viele Anbieter vertreiben ätherische Öle, die nicht zu 100 % natürlich, d. h. rein sind, sondern – allen Beteuerungen zum Trotz – synthetische, halbsynthetische oder natürliche Zusatzstoffe enthalten. Solche gepanschten Öle sind bei Anwendung auf der Haut wesentlich problematischer als tatsächlich reine, natürliche ätherische (sprich: genuine) Öle.

Und um zu vermeiden, daß sich Aromatherapie-Neulinge mit tatsächlich irritierenden Ölen wie z. B. Oregano Hautreizungen zuziehen und sich daraufhin empört beim Verkäufer beschweren, rät man lieber gene-

rell von dieser Form der Anwendung ab. Um sich vor Haftungsansprüchen aus unsachgemäßer Anwendung zu schützen, geben manche Vertreiber unnötig defensive Verhaltensmaßregeln, die sachlich nicht gerechtfertigt sind.

Die Tatsache, daß das unverdünnte Anwenden ätherischer Öle in den meisten Fällen nicht die wirksamste Darreichungsform darstellt, ändert nichts an der Unsinnigkeit einer generellen Warnung vor dieser Art der Anwendung. In speziellen oder schwierigen Notfällen ist tatsächlich nichts dagegen einzuwenden, Kamillen- oder Lavendelöl unverdünnt auf eine frische Verbrennung geringen Grades aufzutragen, um den Schaden zu begrenzen. Es ist ebenfalls nichts dagegen einzuwenden, unverdünntes Strohblumenöl auf eine soeben erfolgte Sportverletzung aufzutragen, um den Schmerz zu lindern.

In Ausnahmefällen kann man ätherische Öle also durchaus unverdünnt anwenden, im Regelfall wird man dies nicht tun, allein schon wegen der oft teuren Öle, die verdünnt praktisch die gleiche Wirksamkeit haben.

Für die Haut problematische Öle

Öle wie Nelken- oder Zimtöl können bei dafür disponierten Personen allergische Reaktionen auslösen und wirken schon bei Konzentrationen über 2 % irritierend oder hautreizend, ebenso wie Thymian-, Oregano- und Bohnenkrautöl. Manche Menschen reagieren auch empfindlich auf die Öle von Inula graveolens, Kamille, Litsea cubeba, Lorbeer, Niaouli oder auch Citrus- und Nadelöle. Natürlich gibt es neben diesen eher gängigen ätherischen Ölen auch exotische oder außergewöhnliche Öle mit einer ähnlichen irritierenden (z. B. Wintergrün) oder sensibilisierenden (z. B. Massoia) Wirkung.

Weitere Anwendungen über die Haut

Im Badewasser

Das Einmischen von ätherischen Ölen in fettes Basisöl ist natürlich nicht die einzige Art, ätherische Öle über die Haut anzuwenden. Besonders reizvoll wird die Anwendung von ätherischen Ölen, wenn wir mischen, was sich natürlicherweise nicht mischt: Öl und Wasser. Ein aromatisches Bad ist sicher die beste Form, Öle über die Haut aufzunehmen. In unseren streßgeplagten Zeiten ist dies außerdem eine der wirksamsten Methoden, den körperlichen Folgen von zuviel Streß (z. B. mit Mandarine, Petitgrain oder Lippia citriodora, vgl. Seite 74) vorzubeugen.

Auch bei der Anwendung von ätherischen Ölen in der Badewanne sollten keine starren Regeln aufgestellt werden. In der Literatur werden oft Vorschläge für den Zusatz von z. B. 10 Tropfen eines Öls oder eines Öl-gemisches gemacht, von höheren Dosierungen wird abgeraten. Dies mag in vielen Fällen ein vernünftiger Ausgangspunkt sein, in anderen Fällen ist es ratsam, auch höhere Konzentrationen zu erwägen: Es ist durchaus unproblematisch, für ein entspannendes Bad 30 bis 40 Tropfen einer Ölmischung ins Badewasser zu geben, wenn die Öle, z. B. Mandarine, entsprechend milder Natur sind.

Andererseits ist es bei der Anwendung von vergleichsweise teuren Ölen durchaus sinnvoll, die Öle nicht einfach ins Wasser zu schütten, sondern eine kleine Menge davon (z. B. Rosenöl) auf dem bereits nassen Körper zu verteilen und sich dann gemütlich ins Badewassser zu legen. Dadurch erreicht man, daß den Körper möglichst viel des teuren Öls erreicht und möglichst wenig im Badewasser vergeudet wird. Der »fettliebende« (lipophile) Charakter der Ölmoleküle bewirkt, daß sie – direkt aufgetragen – sofort in die fett-haltigen Schichten der Haut eindringen, statt ins Wasser zu desertieren.

In der Dusche

Eine der einfachsten Anwendungen zur Vorbeugung gegen Erkältungen und Grippe sowie grundsätzlich zur Stärkung des Immunsystems im kalten Winter ist das Verreiben von ätherischen Ölen auf der Haut während des Duschens (vgl. Seite 37). Kurz vor Ende der morgendlichen Dusche stoppt man das Wasser und verteilt etwa 20 bis 30 Tropfen (bzw. ca. 1 ml) der gewünschten antigrippalen Ölmischung (z. B. Rosmarin und Eukalyptus) auf der Haut. Dadurch ist gewährleistet, daß die Öle nicht an einer begrenzten Hautstelle aufgenommen werden, sondern sich mit der Feuchtigkeit auf der Haut gut verteilen und so die gesamte Hautfläche zur Aufnahme des ätherischen Öls genutzt wird. Im Idealfall wird diese »Kur« mit einem Guß kalten Wassers abgeschlossen.

Indikationen für die äußere Anwendung

Die äußere Anwendung ätherischer Öle ist in vielen Fällen eine effektive, sichere und einfache Art, um die Heilwirkungen der Öle auszunutzen. Vor allem Schwangere, Kleinkinder und Personen, denen die orale Einnahme von Ölen schwerfällt, sollten diese Einsatzmöglichkeit in Betracht ziehen.

Insbesondere für die Behandlung folgender Beschwerden und Krankheiten ist die äußere Anwendung geeignet:
- Lokale oberflächliche oder nicht sehr tiefliegende Erkrankungen (Haut, Muskulatur etc.)
- Erkrankungen der nahe unter der Haut liegenden Gewebe und Organe (Magen, Darm, Leber, Lunge etc.)
- Erkrankungen von Körperbereichen, die durch das periphere Nervensystem und die Reflexzonen mit der

Haut verbunden sind (Sinnesorgane, Verdauung etc.).
● Erkrankungen, bei denen größere Mengen ätherischer Öle in den Organismus gelangen sollen.

Bevorzugte Körperbereiche für die äußere Anwendung

● Hals, Nacken, Schläfen:
zur Behandlung von Kopfschmerzen und Entzündungen im Kopf- und Halsbereich
bevorzugte Öle:
entzündungshemmende und entspannende Öle, Pfefferminz, Melisse
● Brustkorb:
zur Einwirkung auf Bronchien und Lungen
bevorzugte Öle:
cineol- und terpenalkoholhaltige Öle,
z. B. Eukalyptus globulus, Eukalyptus radiata, Myrtus communis u. a.
● Solarplexus:
zur Einwirkung auf innere Organe (Magen, Darm, Bauchspeicheldrüse, Gallenblase etc.)
bevorzugte Öle:
verdauungsanregende Öle, z. B. Rosmarin verbenon, oder krampflösende Öle, z. B. Römische Kamille
● Wirbelsäule:
zur Einwirkung auf zentrales Nervensystem
(entspannend)
bevorzugte Öle:
esterhaltige Öle, z. B. Lavendel, Mandarine, Muskatellersalbei und verschiedene Zitrusöle
● Nierengegend im Rücken:
zur Stimulation der Funktion der Nebennieren
(Hormonproduktion)
bevorzugte Öle:
Schwarzfichte, Pinus sylvestris

Inhalation

Eine der natürlichsten Formen zur Aufnahme von ätherischen Ölen ist die Inhalation, denn ätherische Öle werden ja von Pflanzen schon ohne das Zutun des Menschen in die Umgebung abgegeben. Die Inhalation von ätherischen Ölen ist besonders effektiv und kostengünstig.

Inhalationen sind sinnvoll bei Erkrankungen der Atemwege:

Bronchitis, Nebenhöhlenentzündungen (Sinusitis), Schnupfen (Rhinitis), Schleimhautentzündung, Lungenentzündung, bei Grippe, bakteriellen und viralen Infektionserkrankungen hauptsächlich angewendete Öle:

● cineolhaltige (z. B. Rosmarin, Ravensare, Lorbeer) und andere für die Behandlung der Luftwege angezeigte Öle z. B. Teebaumöl (vgl. Seite 30 ff.),

● esterhaltige (z. B. Lavendel, Mandarine, Muskatellersalbei, Römische Kamille),

● entspannende Öle (z. B. Melisse, Lemongrass) und

● eventuell geringe Mengen phenolhaltiger Öle (z. B. Zimt, Nelke, Thymian, Oregano, Bohnenkraut) in Verdünnung mit anderen Essenzen.

Achtung: Selbstverständlich ist die Inhalation ketonhaltiger (z. B. Thuja, Beifuß), phenolhaltiger und aldehydhaltiger (z. B. Melisse, Eukalyptus citriodora, Lemongras, Citronella, Lemon verbena) Öle unverdünnt absolut verboten! Eine 5%ige Konzentration dieser Öle in anderen ätherischen Ölen sollte in keinem Fall überschritten werden.

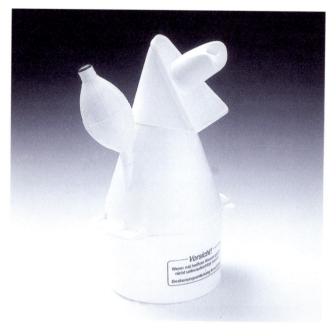

Mit einem solchen einfachen Inhalator aus der Apotheke wird das Inhalieren zum Kinderspiel.

Bei starken Allergien, die mit Krämpfen oder Verspannungen der Atemwege einhergehen, dürfen Inhalationen nicht durchgeführt werden. Bei allergisch veranlagten Asthmatikern kann jede starke Geruchsstimulation zu einem Anfall führen. Es ist daher zu empfehlen, die Öle, zumindest bei Beginn der Behandlung, nur über die Haut anzuwenden. Wenn diese Form gut vertragen wird und eine Gewöhnung an die Düfte erfolgt ist, kann man vorsichtig mit Inhalationen beginnen, die aber bei der geringsten unerwünschten Reaktion, z. B. Niesanfällen, sofort abgebrochen werden sollten.

Die Pütz-Methode I

Man bringt 1–2 Tropfen eines Ölgemisches auf die Mitte eines 3 x 3 cm großen Stücks Papiertaschentuch und knüllt es zusammen. Je ein solches »Inhalationskügelchen« steckt man sich vor dem Einschlafen in die Nasenlöcher. Während der Nacht atmet man dann die ätherischen Öle in konzentrierter Form ein. Diese Methode ist so genial und einfach, daß ich sie nach ihrem Erfinder, Jean Pütz, die »Pütz-Methode« nennen möchte.

Die Pütz-Methode II

In der Apotheke gibt es sehr preiswerte Inhalatoren, mit denen das Inhalieren zum Kinderspiel wird: Sie bestehen aus einem becherähnlichen Gefäß und einem aufgesetzten Trichter, den man an den Mund führen oder auf die Nase aufsetzen kann.

Bei der Anwendung von ätherischen Ölen sollte man allerdings nie vergessen, daß ein ätherisches Öl hochkonzentriert ist und damit auch die Wirkung wesentlich stärker als beim eigentlichen Kraut (oder Tee). Deshalb sollten Sie grundsätzlich die in den Rezepten angegebenen Dosierungen beachten. Im Falle der Inhalation reichen meist 2–3 Tropfen eines Aromaöls auf 100 bis 150 ml heißes Wasser.

Wenn Sie bei einer Erkältung auch unterwegs ab und zu inhalieren möchten, empfehlen wir Ihnen, sich einen Inhalatoraufsatz zu besorgen, wie er zu jedem Asthma- oder Bronchialspray gehört. In diesen geben Sie – statt der Sprayflasche – ein mit wenigen Tropfen Aromaöl benetztes Stück Papiertaschentuch. So können Sie problemlos die flüchtigen Wirkstoffe der ätherischen Öle durch das Mundstück tief in die Lunge einatmen.

Inhalation mit kombiniertem Heißdampf – eine Emfehlung von Jean Pütz

In der Apotheke erhalten Sie spezielle Inhalatoren, die zusätzlich zu den Heilwirkungen der ätherischen Öle die des Wasserdampfs nutzen. Der Dampf befeuchtet die Schleimhäute, zusammengeklebte Schleimsekrete und Krusten werden dadurch gelöst. Auch zähflüssiger Schleim, der dem Abtransport von Schadstoffen dient, wird verflüssigt und leichter ausgeworfen. Außerdem entsteht, sofern die Wasserdampftemperatur gerade noch erträgliche 50 °C erreicht, ein für die außerordentlich hitzeempfindlichen Viren ungünstiges Milieu, so daß sie absterben.

Verstärkt wird diese lösende Wirkung durch die richtigen ätherischen Öle bzw. eine Ölmischung. Die Öle haben nicht nur eine lokale Wirkung, sondern gelangen außerdem über die Schleimhäute von Nase, Mund und Bronchien leichter ins Körperinnere, entwickeln also eine Tiefenwirkung.

Dies war auch schon unseren Altvorderen bekannt, ohne daß sie die Ursache der Heilwirkung beschreiben konnten – man hatte ja die Mikroben noch nicht als Krankheitsverursacher erkannt. Sie füllten seinerzeit heißes Wasser in eine mehr oder weniger große Schüssel, zogen sich ein Handtuch über den Kopf und atmeten die Dämpfe ein. Ich selbst, Jean Pütz, mußte diese scheußliche Prozedur als Kind häufig über mich ergehen lassen, meist mit Kamillentee. Die Nachteile, ja sogar gewisse Gefahren liegen auf der Hand, als da sind Reizung der empfindlichen Augenschleimhäute bis hin zu Verbrühungen und Verbrennungen bei Unachtsamkeit, insbesondere bei Kindern.

Deshalb rate ich dringend von dieser offenbar nicht auszurottenden Methode ab. Die Gefahr ist wesentlich geringer bei den eingangs angesprochenen Inhalatoren aus der Apotheke, denn dazu gehören passende Aufsätze mit speziellen Mundstücken für Mund und Nase oder beides.

Aber auch diese Geräte können Nachteile haben, wenn das Wasser relativ schnell abkühlt und die ausgeatmete Luft leicht an die Augen gelangt. Deshalb kann ich, Jean Pütz, mit meiner ausgesprochen empfindlichen Bindehaut auch diese Methode nicht anwenden. Vielleicht bin ich deshalb auf die von Kurt Schnaubelt als Pütz-Methoden beschriebenen Inhalationsarten gekommen, denen allerdings die unterstützende Wirkung des heißen Dampfes fehlt.

Gerade noch rechtzeitig vor Fertigstellung dieses Buches entdeckte ich bei meinen Recherchen ein äußerst praktisches System, das für Privathaushalte erschwinglich ist und fast die Leistung von in Arztpraxen und Krankenhäusern üblichen Ultraschalldampferzeugern erreicht, die aber sündhaft teuer sind. Dieser Heildampf-Inhalator besteht zunächst aus einem Gefäß für das heiße Wasser und einer Thermosflasche, die dafür sorgt, daß die Flüssigkeit fast zwei Stunden ausreichend heiß bleibt (siehe Abbildung S. 26). Das eigentliche Knowhow liegt aber im Aufsatz verborgen: Dieser ermöglicht einerseits eine Regulierung der Inhalationstemperatur, die automatisch auf höchstens 50 °C begrenzt wird. Dadurch ist der Anwender ausreichend gegen Verbrennungen des Mund- und Nasentrakts geschützt. Die Temperatur kann durch die seitlichen Klappen bis auf 30 bis 40 °C verringert werden.

Wesentlich bei dieser neuartigen Aufsatzkonstruktion ist jedoch ein Mehrkammersystem zur Durchleitung des Wasserdampfs und ein Klappenventil, das dafür sorgt, daß beim Einatmen nur Luft aus dem Innenraum der Thermosflasche herausgesogen wird. Je nachdem, wieviel Frischluft zugeführt wird, stellt sich die entsprechende Inhalationstemperatur ein. Beim Ausatmen wird

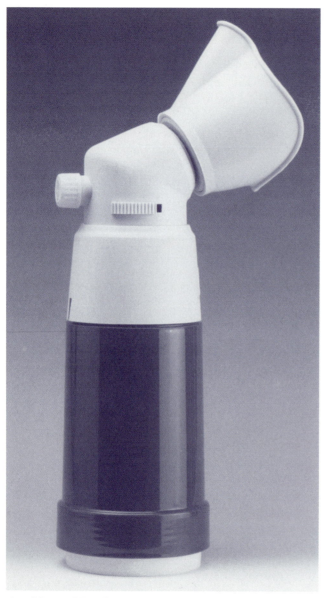

Ein solcher Heißdampf-Inhalator schützt durch seine praktische Konstruktion den Anwender vor Verbrennungen oder Augenreizungen.

die Luft durch die Ventilklappe sofort nach außen geleitet, ohne daß sie wieder in den Innenraum der Thermosflasche gelangen kann. Die Ventile ermöglichen daher ein ungestörtes und tiefes Ein- und Ausatmen, wodurch die gewünschte Wirkung erhöht wird.

Ein in den Inhalationsraum ragender Docht, der mit ätherischen Ölen getränkt werden kann und an dem der heiße Wasserdampf entlangströmt, entläßt die Aromaöle nach und nach in den Luftstrom. Es besteht jedoch auch die Möglichkeit, zumindest am Anfang der Inhalationskur, die ätherischen Öle sofort in das heiße Wasser einzuträufeln – dann allerdings nie mehr als ein bis zwei Tropfen. Später reichen dann die Abgaben des Dochts völlig aus.

Auf das beschriebene Gerät läßt sich eine biegsame Atemmaske aufsetzen, die sich sehr gut der Gesichtsform anpaßt, d. h. Mund und Nase nach außen hin perfekt abschließt. So strömt die ausgeatmete Luft nur am Apparat aus und gerät nicht etwa in die Augen, die durch die ätherischen Dämpfe ja gereizt werden können. Für Kleinkinder liegt eine entsprechend kleinere Maske mit gleicher Konstruktion bei. Das Gerät heißt *Herbatherm®*, und wird von der Firma Intersanté (64625 Bensheim, Tel. 0 62 51/93 28 10) vertrieben.

Kopfkissen

Ebenfalls relativ wirkungsvoll ist es, einen Tropfen des gewünschten Öls einfach auf das Kopfkissen zu geben, so daß man während der Nacht das wohltuende Aroma des Öls einatmet. Aber Vorsicht: Manche Öle (z. B. Mandarine) hinterlassen Flecken – also das Öl vorher auf einem Stück Stoff testen.

Diffusor und Aromalampen

Bei der Anwendung von Diffusoren, bei denen die Zerstäubung des Öls mit Gebläseluft und Sprühdüsen erfolgt, wird das gesamte ätherische Öl vernebelt. Aromalampen sind die lautlose Alternative zu den schnurrenden Diffusoren. Der Nachteil, den Aromatherapie-Puristen bei Aromalampen bemängeln, ist, daß das Öl durch Hitze verdampft wird. Da ätherische Öle Gemische aus verschiedenen natürlichen Stoffen sind, die unterschiedliche Verdampfungspunkte haben, wird die Raumluft mit leicht verdampfenden Bestandteilen angereichert, schwerer flüchtige Anteile bleiben im Schälchen zurück. Ob damit die Wirksamkeit des ätherischen Öls eingeschränkt wird, ist unter Experten umstritten.

Einnahme von ätherischen Ölen

Die Einnahme von ätherischen Ölen wird noch heftiger diskutiert, bricht man damit doch in die Domäne der konventionellen Pillen-Medizin ein. Bei diesem Thema werden oft sachliche Erwägungen mit rechtlichen Überlegungen vermischt. Wir wollen uns hier aber strikt an die sachlichen Erwägungen halten.

Ätherische Öle einzunehmen ist nach allem, was bisher gesagt wurde, nicht die effektivste Methode, um ihre Qualitäten auszunutzen. Nimmt man sie ein, werden sie zum großen Teil über den Dünndarm in die Leber aufgenommen und dort umgesetzt. Damit verteilt sich ein großer Teil des eingenommenen Öls nicht über den Organismus, wie es eigentlich sein sollte, und gelangt oft nicht genau zu jenen Organen, wo es eigentlich seine Wirkung entfalten sollte.

Ganz besonders trifft dies für Probleme der Luftwege zu. Nimmt man Öle zur Behandlung einer Bronchitis ein und verspürt dabei einen expektorierenden (auswurffördernden) Effekt, beruht das auf einer Reizung des Magens durch die Öle, die sich unspezifisch auf die Bronchien überträgt und dort expektorierend wirkt.

Es ist also oft tatsächlich nicht sinnvoll, ätherische Öle einzunehmen. Der indirekten expektorierenden Wirkung ist die direkt durch Inhalation oder Einreibung zu erzielende vorzuziehen, da sie die unerwünschte Magenreizung vermeidet. Ausnahmen von dieser Regel stellen die Öle von kulinarisch genutzten Küchenkräuter wie Basilikum, Estragon, Majoran, Anis, Sellerie, Liebstöckl, Salbei, Rosmarin, Thymian und Oregano dar. Da die ätherischen Öle dieser Kräuter meist eine große Affinität zum Verdauungstrakt zeigen, ist es in diesem Fall durchaus vorteilhaft, sie oral einzunehmen.

Art der Einnahme

Berücksichtigen Sie grundsätzlich, daß ätherische Öle in ihren Wirkungen oft genauso stark wie konventionelle Drogen sein können. Man sollte bei der Einnahme von ätherischen Ölen sehr diszipliniert vorgehen und sich nicht von unterschwelligen Gedanken an schwach oder fast überhaupt nicht wirkende natürliche Mittelchen dazu verleiten lassen, mit der Dosierung über das Ziel hinauszuschießen.

Die Einnahme von ätherischen Ölen kann generell auf einen Tropfen pro Anwendung beschränkt werden. In manchen Fällen, z. B. beim Teebaumöl, ist es jedoch durchaus möglich, die Einnahme von einem Tropfen mehrmals täglich (bis zu 6mal täglich) zu wiederholen.

Gelatinekapseln

Zur oralen Einnahme empfehlen sich Gelatinekapseln, die wie Honig und Zucker als »Überträger« für beliebige Öle dienen können. Mit zusammensteckbaren Gelatinekapseln aus dem Bioladen ist die Einnahme von Ölen einfach. Man sollte diese Kapseln aber nicht mit purem Öl füllen, sondern mit einer Lösung des einzunehmenden Öls in einem fetten Öl. Die Kapseln lassen sich nicht auf Vorrat füllen, sind aber sehr geeignet, die Einnahme eines intensiv schmeckenden Öles angenehmer zu machen.

Honig und Zucker

Eine sehr sinnvolle Methode besteht darin, Öle mit Honig (statt auf Zucker) einzunehmen. Dadurch wird verhindert, daß praktisch unverdünnte Öle mit der Magenschleimhaut in Berührung geraten. Man verrührt dazu einen bis zwei Tropfen eines ätherischen Öls mit einem Teelöffel Honig, so daß eine weißliche Emulsion entsteht. Diese Emulsion wird dann mit einem Glas Wasser verdünnt.

Sind keine Gelatinekapseln und Honig zur Hand, kann man in Ausnahmefällen das Öl auch auf Zucker tropfen und mit Flüssigkeit zügig schlucken, damit ein Großteil des Öls in den Magen gelangt und nicht schon im Mund-Rachen-Raum absorbiert wird.

Emulgator

Eine weitere Methode, ätherische Öle richtig dosiert einzunehmen, besteht in der Kombination mit einem Emulgator. Man füllt ein Tropffläschchen zu einem Zehntel mit dem gewünschten Öl und füllt den Rest, neun Zehntel, mit Sonnenblumenöl auf und gibt einen Emulgator hinzu (z. B. LV 41, vgl. Bezugsquellen ab S. 83). Beim LV 41 reicht 1 Tropfen auf 10 ml Öl bzw. Ölgemisch. Dieser Lösungsvermittler ist zähflüssig – daher Vorsicht bei der Tropfenzählung! Von dieser Mischung nimmt man dann, je nach Situation, zwei- bis viermal täglich ca. 10 Tropfen in einem Glas Wasser oder Kräutertee.

Zu den Mengenangaben in den Rezepten

1 Tropfen (Tr.) ätherisches Öl entspricht ca. 0,03 ml. Für 1 ml Öl wären also rund 33 Tropfen abzuzählen. Um das Abmessen so einfach wie möglich zu gestalten, werden im folgenden daher Mengen unter 1 ml in Tropfen, Mengen ab 1 ml in Millilitern angegeben.

Erkrankungen der Atemwege

Meist werden Erkrankungen der Atemwege – Entzündungen der Schleimhäute in Mund, Nase und ihren Nebenhöhlen sowie im Rachen und der Bronchien – durch Viren ausgelöst, die nicht durch Antibiotika bekämpft werden können. Gerade Beschwerden durch Reizung, Verschleimung und Schwellung in diesen Bereichen können aber mit Hilfe der Aromatherapie wirksam behandelt werden.

Erkrankungen der Atemwege

Die wichtigsten Öle

Bohnenkraut

Bohnenkraut gehört mit seinem hohen Phenolgehalt zu den am stärksten antibakteriell wirksamen ätherischen Ölen. Sein Gehalt an dem Phenol Carvacrol ist noch höher als im Oregano. In der französischen Aromatherapie wird Bohnenkrautöl als *das* antibakterielle Mittel schlechthin eingesetzt. Man unterscheidet Öle von Sommer-, Winter- und Bergbohnenkraut. Wegen des relativ hohen Preises sollte man daher genau auf Herkunft und Qualität des Öles achten.

Eukalyptus radiata

Das vielleicht wichtigste Öl für die Behandlung erkrankter Atemwege ist Eukalyptus radiata. Sie werden sich möglicherweise fragen, wieso gerade das von Eukalyptus radiata. Gemeinhin wird bei der Erwähnung von Eukalyptusöl nicht unterschieden zwischen den vielen verschiedenen Eukalyptusarten. Das allgemein nur als Eukalyptus bekannte Aroma ruft normalerweise Erinnerungen an typische Erkältungs- und Einreibedüfte wach. In der modernen Aromatherapie unterscheidet man jedoch zwischen den verschiedenen Ölen, die aus unterschiedlichen Eukalyptus-Arten gewonnen werden. Beim Eukalyptus radiata vereinigt sich die hervorragende Wirksamkeit bei Erkältungskrankheiten mit einer besonders guten Verträglichkeit und einem frischen, aufmunternden, leicht zitronigen Duft. Der Duft des Eukalyptus-radiata-Öls ist verglichen mit dem anderer Eukalyptus-Arten deutlich frischer.

Eukalyptus radiata wird von der Industrie nicht sonderlich geschätzt, die produzierten Quantitäten werden zum größten Teil für die Verwendung in der Aromatherapie produziert, so daß mit Verfälschungen oder Zusätzen nicht zu rechnen ist. Eukalyptus radiata ist ein ausgezeichnetes Beispiel für die drei wichtigsten und wünschenswerten Qualitäten eines ätherischen Öls in der Aromatherapie: hervorragende Wirkung, attraktiver Duft sowie die Gewähr für genuine, unverfälschte Qualität.

Eukalyptus radiata wirkt wie viele andere Eukalyptusarten expektorierend, d. h. auswurffördernd. Diese Eigenschaft ist in erster Linie dem Gehalt der natürlichen Komponente Eukalyptol (auch Cineol genannt) zu verdanken. Seine besondere Wirksamkeit gegen Viren beruht auf dem Zusammenwirken des Eukalyptols mit den ebenfalls enthaltenen Terpenalkoholen. Dies ist gerade bei Erkältungskrankheiten, die in 90 % aller Fälle durch Viren ausgelöst werden, von Bedeutung.

Die antivirale Wirkung des Eukalyptus radiata wird verstärkt durch eine weitere wertvolle natürliche Komponente: Citral. Diese Substanz verleiht dem Eukalyptus radiata das zitronige Aroma und ist für sich alleine genommen schon als stark antivirales Mittel bekannt. Darüber hinaus ist Eukalyptus radiata besonders beliebt, weil es ein relativ preiswertes Öl ist.

Eukalyptus dives

Obwohl Eukalyptus dives nicht eine solche Bedeutung hat wie Eukalyptus radiata, stellt er eine wichtige Ergänzung dazu dar. Um beispielsweise gegen eine Bronchitis effektiv vorzugehen, bedarf es neben der expektorierenden Wirkung zuvor noch der schleimlösenden (mukolytischen) Wirkung von Eukalyptus dives. Viele entzündliche Prozesse können als Versuche des Körpers verstanden werden, Schadstoffe, Fremdkörper und Stoffwechselprodukte auszuscheiden.

Im Falle einer Bronchitis ist es oft so, daß Schleim, den der Körper eigentlich ausscheiden möchte, in den Bronchien verhärtet festsitzt und somit nicht abgehustet werden kann. Nahezu jeder kennt dieses Gefühl: Man muß husten, und der Husten ist sehr schmerzhaft und trocken, da kein lockerer Schleim vorhanden ist. Nur wenn der Schleim gelöst ist, kann er auch ausgehustet werden. Gerade in dieser Situation helfen Öle wie Eukalyptus dives: Durch Einreiben (in 10%iger Verdünnung) oder über Inhalieren dieses Öls (vgl. auch Rosmarin typ verbenon) verbessert sich der Zustand meist schlagartig, der Schleim löst sich und kann abgehustet werden.

Eukalyptus globulus

Eukalyptus globulus wird gemeinhin als *der* Eukalyptus angesehen. Ein naturbelassenes Öl von Eukalyptus globulus ist im Handel aber leider nicht die Norm. Deshalb ist es wichtig, dieses Öl von Firmen zu beziehen, die ätherische Öle speziell für die Aromatherapie produzieren.

Eukalyptus globulus vereinigt zu einem gewissen Grad die Eigenschaften von Eukalyptus radiata und Eukalyptus dives und kann daher als Alternative zu beiden Ölen genutzt werden. Eukalyptus globulus ist ebenfalls problemlos in der Anwendung, er enthält jedoch einige Sesquiterpene und Aldehyde, die bei dafür disponierten Personen leichte Reizungen auslösen können. Im Normalfall wird man auch wegen des frischeren Duftes und der vollkommen unbedenklichen Zusammensetzung Eukalyptus radiata den Vorzug geben. Wenn die Behandlung aber über einen längeren Zeitraum fortgesetzt werden muß, empfiehlt es sich, nicht ständig dieselben Öle zu verwenden, sondern öfter zu wechseln. Dann sollte man auf Eukalyptus globulus zurückgreifen.

Naturbelassener, nicht redestillierter Eukalyptus globulus hat einen in der Kopfnote sehr attraktiven fruchtigen (Bananen-) Duft, trägt jedoch in seiner Basisnote auch manche unangenehme, an »alte Socken« erinnernde Komponenten.

Lorbeer

Der Duft der ätherischen Öle, die aus den Blättern des bevorzugt aus Frankreich oder Kroatien stammenden Lorbeerbaumes destilliert werden, ähnelt in Frische und Aroma stark dem Küchengewürz. Öle aus Afrika weisen eine andere Zusammensetzung auf und erinnern in ihrem Duft mehr an Eukalyptus als an ein Lorbeerblatt. Öle aus der Türkei nehmen eine Zwischenstellung ein.

Das ätherische Öl des Lorbeerblatts ist ein echtes Aromatherapie-Phänomen. Es gibt darüber so gut wie keine wissenschaftlichen Studien. Empirisch ist in der Aromatherapie allerdings nachgewiesen, daß Lorbeeröl eines der unverzichtbaren Öle ist, wenn es um die Abwehr oder Heilung von Infektionskrankheiten geht, insbesondere durch die leicht feststellbare positive Wirkung auf das lymphatische System. Wenn etwa bei einer Grippe oder vielleicht auch durch eine kleine Verletzung an den Händen die Lymphknoten z. B. in der Achselhöhle geschwollen sind, wird durch das Auftragen von Lorbeeröl (je nach individueller Disposition unverdünnt oder in 10%iger Lösung) eine Besserung des Befindens erreicht.

Aufgrund dieser Erfahrung konnten auch weitere Anwendungen des Lorbeeröls, z. B. in der Sauna, abgeleitet werden. Benutzt man die wildduftenden Lorbeeröle aus Frankreich oder Kroatien, kann man während eines Saunaganges, wenn also das Körpergewebe gut durchblutet ist, geringe Mengen, d. h. 5 bis 10 Tropfen, Lorbeeröl auf dem Körper und speziell über den Lymphknoten verreiben.

Erkrankungen der Atemwege

Diese Anwendung ist generell sehr gut verträglich. Gesunde sollten sie aber nicht zu oft anwenden, d. h. nicht öfter als einmal in der Woche, um nicht eine mögliche Neigung zu Irritationen der Haut durch das Öl zu erhöhen. Gerade wenn sich eine Erkältung oder Grippe ankündigt, ist diese Kur besonders wirksam. Ist die Erkrankung aber bereits weiter fortgeschritten, ist es durchaus sinnvoll, die Anwendung von Lorbeeröl über mehrere Tage hinweg zu wiederholen.

Niaouli

Ein weiteres unverzichtbares Öl zur Vorbeugung und Behandlung von Atemwegserkrankungen ist das Niaouli-Öl, von französischen Aromatherapeuten auch kurz MQV (Melaleuca quinquenervia viridiflora) genannt. Bei diesem Öl verhält es sich ähnlich wie beim Lorbeer: Seine pharmakologischen Wirkungen sind durch wissenschaftliche Studien nicht belegt, seine Wirkung aber durch weitreichende empirische Erkenntnisse bestens bekannt. Aromatherapeuten sagen ihm nach, daß es viel von der Lebensenergie beinhaltet, die dem Niaouli-Baum zu eigen ist

Oregano

Oregano ist vielleicht das wichtigste unter den stark antibakteriellen Ölen aufgrund eines hohen Phenolgehalts. Das Phenol Carvacrol ist im Oregano noch deutlich stärker wirksam als das Thymol des Thymians. Oreganoöl wird vor allem in den Mittelmeerländern gewonnen: Das Oreganum compactum aus Marokko ist praktisch ständig verfügbar und daher so etwas wie das Standardöl des Oregano geworden.

Ravensare aromatica

Ravensare aromatica verbindet hervorragende antivirale Eigenschaften mit sehr guter Verträglichkeit. Obwohl ganz anders im Duft, ist sie von ähnlicher Milde wie Lavendel. Das Öl ist immer dann besonders wirkungsvoll, wenn bei Viruserkrankungen wie Grippe oder Gürtelrose neben den genannten Eigenschaften (vgl. Seite 45 f. bzw. 48) auch noch ihre stimmungshebende, belebende Wirkung den Genesungsprozeß positiv beeinflußt.

Rosmarin typ verbenon

Dieser spezielle Typ des Rosmarins hat sich als Therapeutikum bei Husten (Katarrh) und Erkältungen, die mit Verschleimung einhergehen, als unverzichtbares Standardmittel etabliert. Rosmarin verbenon ist eine Spezialität aus dem Süden Frankreichs. Das Öl könnte sicher auch in anderen Bereichen der Welt gewonnen werden, kommt aber derzeit wohl ausschließlich von dort.

Seine weit verbreitete Verwendung erklärt sich aus der ausgesprochen guten Verträglichkeit: Es ist das sanfteste aller Rosmarinöle und enthält keine aggressiven oder problematischen Verbindungen wie Kampfer, der sich in vielen Rosmarinölen vor allem aus Spanien in relativ hohen Konzentrationen findet. Auch Cineol, das dem Rosmarinöl oft etwas zuviel Eukalyptuscharaker gibt, ist nur in geringen Mengen enthalten. Die ca. 4 % des Ketons Verbenon verleihen diesem Öl seine schleimlösende Wirkung und wahrscheinlich auch sein spezifisches mildes Aroma.

Darüber hinaus ist Rosmarin verbenon tatsächlich ein Destillat aus der Rosmarinpflanze. Dies ist leider nicht selbstverständlich, da Rosmarin wohl eines der am meisten gepanschten Öle überhaupt ist – was sich auch in den Preisen niederschlägt. Solche Öle stammen in der

Regel aus dem Labor und sind aus anderen natürlichen Substanzen zusammengebraute Gemische, also durchaus »natürliche« Ölgemische, aber eben nicht destilliertes Rosmarinöl. Leider werden diese Öle oft auch in der Aromatherapie verwendet und sind vielfach Auslöser unerwünschter Reaktionen, z. B. von Hautreizungen. Das genuine Rosmarin-verbenon-Öl ist relativ teuer.

Das Öl von Rosmarin verbenon ist so sanft und verträglich, weil es – zumindest bis dato – in naturbelassenem Zustand auf den Markt kommt. Deshalb kann man es ohne Zögern auf der Haut und im Bereich der oberen Luftwege ausgiebig anwenden. Es ist zwar nicht das am stärksten antibakteriell wirkende Öl, aber doch ausreichend antiseptisch. Mit seinen schleimlösenden Eigenschaften ist es bestens geeignet, in Mitleidenschaft gezogene Schleimhäute der Stirn- und Nasennebenhöhlen zu revitalisieren. Gerade bei Entzündungen dieser Schleimhäute muß man dem Körper die Möglichkeit geben, abgelagerten Schleim und Stoffwechselprodukte auszuscheiden. Rosmarin verbenon bewirkt dies in hervorragender Weise und ist mild genug, um in diesen empfindlichen Zonen angewendet zu werden.

Teebaum

Der abwehrstärkende Effekt des Teebaumöls unterstützt den Körper auch bei Erkältungskrankheiten. Gurgeln mit einer Lösung von wenigen Tropfen Teebaumöl in einem Glas Wasser (evtl. mit LV 41) ist erfahrungsgemäß sehr erfolgreich bei Halsschmerzen. Eine laufende Nase wird durch einen Tropfen Teebaumöl, auf der Oberlippe unterhalb der Nase verstrichen, schnell abgestellt. Auch in Inhalationsmischungen wirkt Teebaumöl oft wahre Wunder bei Bronchitis. (vgl. auch Seite 44 und in Pütz/Boehres: *Tausendsassa Teebaumöl*, Köln 1998)

Thymian

Von Thymian, Thymus vulgaris, werden je nach Herkunft, Höhenlage und anderen äußeren Einflüssen ätherische Öle verschiedener Zusammensetzung, sogenannte Chemotypen, gewonnen. Das Thymianöl vom typ thujanol zeichnet sich durch den Gehalt einer Reihe von verschiedenen wertvollen Terpenalkoholen aus. In diesem Öl finden sich wieder die in der Aromatherapie besonders hoch geschätzten Eigenschaften – gute Verträglichkeit und Milde. Aufgrund der besonders breiten antimikrobiellen Wirksamkeit ist dieses Öls insbesondere geeignet für die Behandlung hartnäckiger Erkrankungen.

Zypresse

Zypressenöl – vorausgesetzt es ist genuin und authentisch – eignet sich besonders für die innere Anwendung, da es vollkommen ungiftig ist und keine unangenehmen Nebenwirkungen befürchten läßt. Im Gegenteil ist es ein Öl, das sich wegen seiner krampflösenden, entzündungshemmenden und schleimlösenden Wirkung entweder für sich alleine oder in Mischung mit anderen Ölen als zentraler Bestandteil eines Hustenmittels eignet.

Die innere Anwendung des Zypressenöls setzt man z. B. gegen einen lästigen Hustenreiz ein. Doch damit sind die Wirkungen des Zypressenöls keineswegs erschöpft: Zypressenöl hat eine Reihe von erstaunlichen und tiefgreifenden Wirkungen, die man auf seinen Gehalt an komplexen Sesqui- und Diterpenen zurückführen kann. Damit ist es auch ein hervorragendes Venentonikum und löst Stauungen im Lymphsystem auf. Es regt die Bauchspeicheldrüse an und wirkt lindernd auf Beschwerden wie übermäßigen Harndrang.

Erkrankungen der Atemwege

Nasennebenhöhlenentzündung

Eine Entzündung der Nasennebenhöhlen (Sinusitis) ist eine akute oder chronische Entzündung, die eine oder alle Höhlen des Gesichtsschädels betreffen kann (Stirn- und Kieferhöhlen sowie Siebbeinzellen). Nebenhöhlenentzündungen gehen oft mit Fieber und Schmerzen einher, die sich beim Bücken oder Niesen verstärken, sowie mit örtlichem Druck- bzw. Kopfschmerz.

Hinweis
Generell bei der Aromatherapie-Behandlung sollte spätestens nach 48 Stunden eine deutliche Besserung festzustellen sein. Ist dies nicht der Fall, sollte die Behandlung abgesetzt und ärztlicher Rat eingeholt werden. Bewährt sich die Behandlung, kann sie bis zum Verschwinden der akuten Symptome fortgeführt werden, was generell nach 6-9 Tagen der Fall ist.

Inhalation

1 ml Eukalyptus radiata
1 ml Grüne Myrte
oder
3 ml Ravensare aromatica
1 ml Rosmarin typ verbenon

Man inhaliert eine dieser Mischungen mehrmals (3-5mal) täglich, am besten nach den Pütz-Methoden (vgl. Seite 24). Wendet man diese Inhalationen länger als 2 oder 3 Tage an, empfiehlt es sich, die angegebenen Inhalationsmischungen abzuwechseln.

Äußere Anwendung – zusätzlich zur Inhalation

2% Lsg. Rosmarin verbenon

Eine 2%ige Lösung dieses ätherischen Öls in einem fetten Basisöl auf die Nasenflügel und angrenzende Bereiche auftragen. Achten Sie darauf, daß Sie das Öl nicht in die Augen bekommen. Diese Anwendung 3-5mal pro Tag wiederholen – danach werden Sie bald eine deutliche Besserung spüren.

Bei besonders sensibler Haut empfiehlt es sich, mit einer Konzentration von 0,25 % ätherischen Öls in Trägeröl (ca. 1-2 Tr. auf 5 ml Basisöl) zu beginnen. Wer unempfindlich ist, kann mit einem Wattestäbchen auch unverdünntes Rosmarinöl in die Nasenlöcher streichen.

Mit Hilfe dieser verschiedenen Möglichkeiten wird vor allem die Verflüssigung und Ausscheidung von Schleim unterstützt.

Innere Anwendung – zusätzlich zur Inhalation

1 Tr. Thymian typ thujanol

2-3mal täglich innerhalb von 48 bis 72 Stunden in einer Emulsion mit 1 Teelöffel Honig auf ein Glas Wasser, oder, falls man sich eine Vorratsflasche mit einer 10%igen Lösung bereitet hat, 5 Tropfen davon auf ein Glas Wasser einnehmen.

Begleitende Stärkung des Organismus

Selbstverständlich sollten diese Behandlungsformen durch die folgende, den Gesamtorganismus stärkende Therapie ergänzt werden:

5-10 Tr. Lorbeer

Auf den Lymphknoten am Hals, aber auch unter den Achselhöhlen (vgl. Abbildung Seite 46) an drei aufeinanderfolgenden Tagen äußerlich anwenden.

Schnupfen und Katarrh

Zu den typischen Symptomen einer Erkältung gehören Schnupfen und Hustenreiz (Katarrh). Es handelt sich um Erkrankungen der oberen Luftwege, die auf einen kalten oder trockenen Luftzug, Klimawechsel oder eine allgemeine Immunschwäche im Winter zurückgehen. Das Stoffwechselgleichgewicht der Schleimhäute wurde dadurch gestört oder so geschwächt, daß die direkte Immunreaktion der Schleimhäute dann nicht mehr ausreicht, um eindringende Mikroorganismen oder Viren abzuwehren. Dieser Vorgang ist nicht zu verwechseln mit einer Grippe, bei der sich der Körper einer Virusinfektion erwehrt, die nicht unbedingt mit Erkältungssymptomen einhergehen muß.

Bei Schnupfen und Katarrh gilt es, den Zustand in den Schleimhäuten der oberen Luftwege zu normalisieren, d. h. sie zunächst vom Schleim zu befreien, so daß die in den Schleimhäuten gelegenen Funktionen des Immunsystems wieder zuverlässig wirken können. In gesunden, nicht entzündeten Schleimhäuten bilden dort vorhandene Immunglobuline die erste Verteidigungslinie gegen eindringende Mikroorganismen. Sind die Schleimhäute bei einer Erkältung mit einer Schleimschicht bedeckt, können die Immunglobuline ihrer Aufgabe nicht mehr erfolgreich nachkommen. Kann man erst einmal wieder richtig durchatmen, ist bereits der Hauptteil der Krankheitserreger beseitigt.

Man kombiniert die Anwendung über die Haut mit einer Inhalation, um dem Körper möglichst effektive Konzentrationen an ätherischem Öl zuzuführen:

Stoßbehandlung, um eine beginnende Erkältung abzufangen

2,5 ml Teebaum
2,5 ml Salbei
2,5 ml Eukalyptus radiata
5 ml Pfefferminz

Man inhaliert nach den Pütz-Methoden (vgl. Seite 24) mehrmals täglich, bis zu 5mal 5 Minuten. Wer damit gut zurechtkommt, kann eventuell auch die Nacht über nach der Pütz-Methode »Kopfkissen« (vgl. Seite 26) inhalieren.

Ergänzende Raumluftdesinfektion

5 ml Eukalyptus radiata
2,5 ml Eukalyptus dives

Man vernebelt ca. 1 ml der Mischung 3-5mal täglich für jeweils 15 Minuten mit Hilfe eines Diffusors.

Äußere Anwendung: Einreibungen

Zum Einreiben von Brust, Rücken und Körperseiten stellen Sie eine 10%ige Lösung mit folgenden Ölen her:

5 ml Eukalyptus radiata
2,5 ml Eukalyptus dives
75 ml fettes Öl

Man reibt Brust, aber vor allem den Rücken auf Höhe des Brustkorbs mit 5-10 ml der Mischung ein. Die Anwendung kann bis zu 5mal am Tag wiederholt werden.

Einreibung: Alternative 1

2,5 ml Ravensare aromatica
2,5 ml Eukalyptus radiata
2,5 ml Rosmarin verbenon
2,5 ml Niaouli (MQV)
100 ml fettes Öl

Man reibt die Brust, aber vor allem den Rücken auf Höhe des Brustkorbs mit 5-10 ml der Mischung ein. Die Anwendung kann bis zu 5mal am Tag wiederholt werden.

In den folgenden Alternativen für Einreibungen werden die ätherischen Öle unverdünnt angewendet. Um potentiellen Reizungen von Haut oder Schleimhäuten vorzubeugen, kann man die Aromaöle auch im Mengenverhältnis 1:1 mit einem fetten Öl mischen.

Einreibung: Alternative 2

10-20 Tr. Ravensare aromatica

Das Öl unverdünnt (3-5mal) auf dem Rücken verreiben.

Einreibung: Alternative 3

In schweren Fällen kann man auch das besonders gut verträgliche Öl von Ravensare aromatica in relativ hohen Dosen einreiben:

10 ml Ravensare aromatica

Über den Tag verteilt das Öl unverdünnt 5mal (oder auch öfter) auf Brust, Rücken und Körperseiten verreiben.

Einreibung: Alternative 4

Ist man mit dem Niaouliöl bereits vertraut, d. h. daß man dieses weniger hautschonende Öl gut verträgt, kann man auch folgende Mischung verwenden:

10 Tr. Ravensare aromatica
10 Tr. Niaouli (MQV)

Man verreibt die 20 Tropfen auf Brust, Rücken und den Seiten. Diese Anwendung kann 3-5mal täglich wiederholt werden.

Einreibung: Alternative 5

Eine ebenso sanfte wie hochwirksame Alternative ist folgende Mischung:

10 Tr. Ravensare aromatica
10 Tr. Grüne Myrte

Man verreibt 10-20 Tropfen der Mischung (höchstens) 3mal täglich auf dem Oberkörper.

Erkältungen

Erkältungskrankheiten sind oft nach Kälteeinwirkung auftretende akute Entzündungen der Atemwege, der Mittelohren und des Harntrakts. Ursache sind auch hier meist Virusinfektionen aufgrund einer Schwächung der Immunabwehr.

Einreibungen

10 ml Rosmarin verbenon

Aufkommende oder akute Erkältungen kann man innerhalb der ersten 24 Stunden mit mehrmals wiederholtem Einreiben von reinem Öl erfolgreich bekämpfen.

In besonders hartnäckigen Fällen, wenn sich innerhalb der ersten 24 Stunden keine deutliche Besserung einstellt, wechselt man zu Einreibungen mit Ravensare aromatica, Thymian thujanol bzw. Speik-Lavendel.

Für diese Anwendung empfehlen sich folgende Mischungen:

Einreibung: Alternative 1

5 ml Ravensare aromatica
2,5 ml Thymian thujanol
75 ml fettes Öl

Man reibt Brust und Rücken mit 5-10 ml der Mischung ein. Die Einreibung kann bis zu 5mal am Tag wiederholt werden.

Einreibung: Alternative 2

5 ml Speik-Lavendel
2,5 ml Thymian thujanol
75 ml fettes Öl

Man reibt Brust und Rücken mit 5-10 ml der Mischung ein (s. o.).

Erkältungsbad I

5 Tr. Eukalyptus radiata
5 Tr. Ravensare
3 Tr. Niaouli (MQV)
2 Tr. Lorbeer
1 Tr. LV 41

Öle vermischen und ins Badewasser geben.

Erkältungsbad II

1 ml Teebaum
2 ml Pfefferminz
1 ml Thymian oder Salbei
1 ml Lavendel
1 Tr. LV 41

Die Öle mit dem Lösungsvermittler (LV 41) vermischen und ins heiße Badewasser gießen.
Achtung: Dieses Erkältungsbad ist wegen des relativ hohen Mentholgehalts des Pfefferminzöls allerdings nicht für Kinder geeignet. Für die Kleinen müssen Sie aber nicht ganz auf diese wirksame Mischung mit Teebaum verzichten, sondern können einfach das Pfefferminzöl durch Lavendelöl ersetzen, also dann insgesamt 3 ml davon der Mischung zugeben

> **Hinweis**
> Ist spätestens 48 Stunden nach Beginn der Behandlung keine deutliche Besserung festzustellen, sollte die Anwendung abgesetzt und ärztlicher Rat eingeholt werden (vgl. Seite 34).

Erkältungsdusche

3 Tropfen Eukalyptus radiata
5 Tropfen Ravensare
5 Tropfen Niaouli (MQV)
1 Tr. LV 41

Die Öle mischen und vor dem Abtrocknen noch auf der nassen Haut verteilen.

Bronchitis

Eine Entzündung der Bronchialschleimhaut, meist in den größeren Bronchien, kann durch verschiedene äußere Reize ausgelöst werden: durch Infektionen, allergische Reaktionen oder auch chemische (giftige) Substanzen.

Hustenmittel

Wie in Kapitel 2 beschrieben (vgl. Seite 20), stellt man sich folgende Lösung her:

10%ige Lsg. aus Zypressenöl und einem Emulgator
(z. B. 1 Tr. LV 41 auf 10 ml Öl)

5 Tropfen dieser Mischung in ein Glas Wasser geben und trinken.

Man kann auch einen Tropfen unverdünntes ätherisches Öl vom Teelöffel direkt einnehmen (und erlebt die ungeminderte Wirkung der Terpene im Mund) oder in Honig bzw. fettem Öl mischen. Ist der erste Terpenschock abgeklungen, verspürt man bei echtem Zypressenöl einen nicht unangenehmen holzigen Geschmack.

Dabei sollte man sich aber darüber im klaren sein, daß die Schleimhäute auf Dauer durch unverdünnte ätherische Öle gereizt werden. Wenn bereits eine Entzündung des Rachenraums vorliegt, ist von der unverdünnten Einnahme des Zypressenöls unbedingt abzuraten.

Inhalation bei trockenem Husten

1 ml Eukalyptus globulus
1 ml Eukalyptus dives
1 ml Inula graveolens

Nach Pütz-Methode (vgl. Seite 24) mehrmals täglich, bis zu 5mal 5 Minuten, das Aroma der Mischung inhalieren. Wer damit gut zurechtkommt, kann eventuell auch die Nacht über nach der Pütz-Methode inhalieren.

Einreibung zusätzlich zur Inhalation

1 ml Myrrhe
1 ml Pinie

Die Mischung unverdünnt 3mal täglich auf Brustkorb und Rücken verteilen.

Hinweis

Ist spätestens 48 Stunden nach Beginn der Behandlung keine deutliche Besserung festzustellen, sollte die Anwendung abgesetzt und ärztlicher Rat eingeholt werden (vgl. Seite 34).

Einreibung: Alternative 1

10-15 Tr. Eukalyptus radiata

Eukalyptus radiata eignet sich besonders zum Einreiben gegen Bronchitis. Massieren Sie 10-15 Tropfen Eukalyptus radiata auf dem Thorax oder 5 Tropfen auf der Brust und 5 Tropfen auf dem Rücken oder 10-15 Tropfen möglichst gleichmäßig auf dem gesamten Oberkörper ein. Die Wirkung von Eukalyptus radiata führt zum Abhusten des Schleims in den Bronchien.

Inhalation und Einreibung: Alternative 2

Bei Bronchitis empfiehlt es sich, das Potential schleimlösender Öle, sowohl Rosmarin verbenon als auch Inula graveolens, voll auszuschöpfen und für Inhalation wie Einreibung zu verwenden:

3 ml Rosmarin verbenon
1 ml Inula graveolens

Man gibt ca. 10 Tropfen in einen Diffusor und inhaliert ca. 5-10 Minuten. Achten Sie darauf, daß der Diffusor niedrig eingestellt ist, denn die Inhalation soll nicht irritierend wirken (vgl. Seite 27).

Es empfiehlt sich außerdem, das Öl von Inula graveolens über Nacht mittels Diffusor im Schlafzimmer zu versprühen oder vor dem Einschlafen in 10%iger Lösung auf Brustkorb und Rücken zu verreiben. Eine andere, kostensparende und ebenfalls wirkungsvolle Anwendung des leider nicht ganz billigen Inula graveolens besteht darin, einfach 1 oder 2 Tropfen auf das Kopfkissen zu geben.

Einnahme: Alternative 3

5 ml Zypresse
2,5 ml Speik-Lavendel

1,5 ml Ysop officinalis var. decumbens
1 ml Thymian thymol
100 ml fettes Öl oder Emulgator

2 Tropfen der Mischung 3mal täglich mit einem Glas Wasser oder Kräutertee einnehmen.

Zäpfchen bei akuter oder chronischer Bronchitis

Wenn sich die Bronchitis besonders hartnäckig und tiefsitzend zeigt, sollte man Zäpfchen (Suppositorien) verwenden. Die Öle werden auf diesem Weg direkt an die äußersten Kapillarenden der Bronchien transportiert und können somit genau dort, wo sie benötigt werden, ihre Arbeit verrichten.

Aromatherapie-Zäpfchen lassen sich problemlos und schnell selbst herstellen. Man benötigt:

20 g Kakaobutter
5 ml Speiseöl, z. B. Olivenöl

Erhitzen Sie beides im Wasserbad, bis die Kakaobutter geschmolzen ist und sich mit dem Speiseöl vermischt hat. Dann läßt man die Mischung abkühlen und gibt vor dem Wiedererstarren 3 ml der jeweils gewählten ätherischen Ölmischung zu. Wenn die Masse erkaltet ist, schneidet man sie in 10 etwa gleich große Teile, rollt sie einzeln in Alufolie ein und legt sie in den Kühlschrank.

Etwas einfacher und schneller geht es mit im Handel erhältlichen Einmalgießformen (vgl. Bezugsquellen ab Seite 83), in die Sie die fertige Zäpfchenmischung vor dem Erstarren füllen. Mit Erkalten der Masse können Sie den oberen Zäpfchenrand mit einer breiten warmen Messerklinge glattdrücken. Dann mit dem mitgelieferten Klebeband verschließen und im Kühlschrank aufbewahren, wo sie mehrere Wochen haltbar bleiben.

Bei akuten Erkrankungen können die Zäpfchen alle 3-4 Stunden gegeben werden, sobald die erleichternde Wirkung der letzten Dosis nachläßt. Insgesamt sollten innerhalb von 24 Stunden aber nicht mehr als 8-9 Zäpfchen eingesetzt werden. Bei der nächsten Bronchitis sind dann erfahrungsgemäß nur noch 3-4 Zäpfchen bis zum Abklingen der Symptome notwendig. Diese Behandlung ist gerade auch bei Kindern sehr erfolgreich.

Ölmischungen für die Behandlung mit Zäpfchen

1,5 ml Ysop decumbens
1,5 ml Thymian typ thujanol
oder
1,5 ml Ysop decumbens
1,5 ml Thymian typ linalol

Thymian typ thujanol wirkt besonders gegen Viren, während Thymian typ linalol stärker gegen Bakterien wirksam ist. Durch die Kombination von Thymian typ thujanol mit dem Thymian typ linalol wird ein besonders breites Wirkungsspektrum gegen Bakterien und Pilze erreicht.

Bei besonders starker oder fiebriger Bronchitis verwendet man folgende Mischung:

1 ml Thymian typ thymol
1 ml Oreganum compactum

Halsentzündung

Entzündungen im Rachenraum (Pharyngitis) und Entzündungen von Kehlkopfschleimhaut und Stimmbändern (Laryngitis) beruhen meist auf einer Virusinfektion, gehen aber häufig mit sekundären Infektionen durch Bakterien einher. Die Konsequenzen sind Schluckschmerzen, Kratzen, Brennen und Trockenheitsgefühl im Hals und eine Rötung der Rachenschleimhaut.

Erkrankungen der Atemwege

Einnahme

Die Aromatherapie eignet sich besonders zur Behandlung einer sich ankündigenden Halsentzündung.

1 Tr. Zypressenöl
1 Tr. Teebaumöl

Bei den ersten Anzeichen von Halsschmerzen nimmt man mit einem Teelöffel je einen Tropfen Zypressenöl und Teebaumöl ein. Die Wirkung des Terpengeschmacks läßt im Laufe von ca. 10-15 Minuten nach, und es treten die etwas angenehmeren Geschmacksrichtungen des Zypressenöls in den Vordergrund.

Nach einiger Zeit meldet sich dann meist auch der ursprüngliche Halsschmerz zurück. Dann wiederholt man die Behandlung mit einem weiteren Tropfen Zypressenöl. Dies läßt sich problemlos 3-4mal pro Tag wiederholen, solange bis der Halsschmerz vergessen ist.

Da man bei dieser Behandlungsform unverdünntes ätherisches Öl zu sich nimmt, sollte man jedoch darauf achten, daß es bei einer wiederholten Anwendung nicht zu einer Irritation der Halsschleimhäute kommt. Wenn man besonders empfindlich auf unverdünnte ätherische Öle reagiert und bei einer bereits bestehenden stärkeren Reizung oder Entzündung des Hals-Rachen-Bereiches sollte man natürlich mit entsprechender Vorsicht vorgehen, um die Reizung nicht weiter zu verstärken. In diesem Fall ist es ratsam, das Öl in einem Emulgator oder Trägerstoff (Honig, Speiseöl) verdünnt anzuwenden.

Hinweis
Ist spätestens 48 Stunden nach Beginn der Behandlung keine deutliche Besserung festzustellen, sollte die Anwendung abgesetzt und ärztlicher Rat eingeholt werden (vgl. Seite 34).

Mandelentzündung

Eine Entzündung des lymphatischen Rachenrings, insbesondere der Gaumenmandeln (Tonsillitis) geht in der Regel auf eine bakterielle Infektion zurück und ist besonders unangenehm.

Gegen die bakteriellen infektiösen Prozesse auf der Oberfläche der Mandeln eignen sich insbesondere die stark antibakteriell wirkenden »heißen« Öle von Thymian, Oregano, Bohnenkraut.

Einnahme

1 Tr. Oregano
oder
1 Tr. Thymian
oder
1 Tr. Bohnenkraut

Da diese Öle stark irritierend wirken können, gibt man den jeweiligen Tropfen auf eine (in der Apotheke gekaufte) Kohletablette, deren Geschmack leider gewöhnungsbedürftig ist. Diese Tablette läßt man so langsam wie möglich im Mund zergehen. Wegen der hervorragenden Absorptionseigenschaften der Aktivkohle wird das Öl nur in Spuren wieder freigesetzt, gerade genug, um über die Zergehdauer der Tablette eine konstante Ölkonzentration an den infizierten Mandeln zu erreichen, und zugleich zu wenig, um die Mundschleimhäute irritieren zu können.

Ergänzungsbehandlung

Man kann die Behandlung einer Mandelentzündung mit der stärkenden äußerlichen Anwendung von Lorbeeröl auf den Lymphknoten (vgl. Abbildung Seite 46) und mit der Anwendung von Niaouliöl in der Dusche über 3 bis 6 Tage hinweg (vgl. Seite 37) vervollständigen.

Viruserkrankungen

Für die Behandlung von Viruserkrankungen ist die Aromatherapie besonders geeignet. Die Gründe dafür liegen in der natürlichen Funktion, die die Bestandteile im Stoffwechsel der Pflanze erfüllen: Die Wissenschaft geht davon aus, daß ätherische Öle in der Pflanze bei der Abwehr von Pflanzenfressern und bei der Bekämpfung von Viren eine entscheidende Rolle spielen.

Viruserkrankungen

Pflanzen werden wie Menschen von Virusinfektionen heimgesucht. Die empirischen Erkenntnisse über die Wirkung der Öle im menschlichen Organismus wurden mittlerweile durch die fortschreitenden Forschungsergebnisse der Biologie, vor allem über die Funktionen von Rezeptor- und Neurotransmittermolekülen, untermauert.

So glaubt man mittlerweile zu wissen, daß z. B. beim Herpes die Wirkung der ätherischen Öle dadurch zustande kommt, daß gewisse Moleküle des ätherischen Öls diejenigen Rezeptorstellen an der Oberfläche der Körperzelle besetzen, die ansonsten von Viren genutzt werden, um in die Zellen zu gelangen. Die Öle verwehren also den Viren den Zutritt zu den Zellen des Menschen wie der Pflanze.

Doch es gibt Situationen, in denen ätherische Öle keine primäre Wirkung entfalten können. Dies ist generell dann der Fall, wenn das Immunsystem durch langandauernde oder schwerwiegende akute Prozesse so sehr geschwächt ist, daß eine entsprechende Heilantwort selbst mit Unterstützung ätherischer Öle nicht mehr gewährleistet ist. In solchen Fällen müssen die tieferliegenden Ursachen für die Schwächung des Immunsystems bekämpft und eine generelle Stärkung des gesamten Organismus angestrebt werden.

Man weiß heute, daß ätherische Öle im Körper Verbesserungen des Immunstatus bewirken können. Die dazu vorhandenen wissenschaftlichen Studien sind nicht besonders zahlreich, geben aber Grund zu der Annahme, daß ätherische Öle dazu beitragen, zwischen den vielen verschiedenen Parametern des Immunsystems eine möglichst effektive Balance aufrechtzuerhalten.

Teebaumöl wirkt sich beispielsweise auf den Gammaglobulin-Spiegel im Blut aus. Gammaglobulin ist nur einer von vielen Bestandteilen des Immunsystems. Bei chronischer Bronchitis beobachtet man generell eine zu geringe Konzentration davon im Blut, bei chronischer Dickdarmentzündung eine zu hohe. Es konnte nachgewiesen werden, daß die Einnahme von Teebaumöl im einen Fall zu einem Anstieg, im anderen Fall zu einer Verringerung der Gammaglobulin-Werte führte. Gleichwohl sind angesichts eines so komplexen Funktionskreises wie dem Immunsystem, das auf dem einwandfreien Zusammenwirken vieler verschiedener Faktoren beruht, kaum hundertprozentig tragfähige Aussagen über die genaue Wirkungsweise von verabreichten ätherischen Ölen möglich.

Ätherische Öle sind also nicht dazu geeignet, z. B. das Fortschreiten einer schweren Grippe innerhalb von 24 Stunden zu unterbrechen. Aber man kann mit ihnen das Immunsystem so unterstützen, daß es sich des Grippevirus besser erwehren kann. Darüber hinaus verhindert die Verwendung von ätherischen Ölen während einer Grippe häufig, daß sich bakterielle Sekundärinfektionen entwickeln, daß sich z. B. bakterielle Krankheitserreger in den Bronchien breitmachen und dort weitere infektiöse Prozesse verursachen (Erkrankungen der Atemwege, ab Seite 29).

Die wichtigsten Öle

Calophyllum inophyllum

Das Calophyllumöl ist ein aus Madagaskar stammendes fettes Öl aus der Frucht des gleichnamigen Baumes. Seine Wirkung bei Hauterkrankungen rührt daher, daß es die sogenannte Phagozytose fördert, die wichtigste Abwehrmaßnahme des Organismus zur Vernichtung eindringender Keime.

Eukalyptus citriodora

Eine angenehme, sehr ausgeprägte Zitrusnote kennzeichnet dieses Eukalyptusöl. Sein Gehalt an Aldehyden macht es zu einem idealen, kostengünstigen Öl für die Behandlung von Herpes als Ersatz für das vergleichsweise teure Melissenöl.

Eukalyptus globulus

Dieses Eukalyptusöl hat eine komplexere Zusammensetzung als andere Eukalyptusöle. Seine hervorragende Wirkung bei der Behandlung von Herpes (in Kombination mit E. citriodora und Geraniumöl) ist wahrscheinlich auf die aktiven Sesquiterpenverbindungen zurückzuführen.

Geranium

Geraniumöl kommt aus vielen verschiedenen Ländern und variiert daher in seiner Zusammensetzung. Ein herausragendes Merkmal von Geraniumöl ist der hohe Anteil verschiedener Esterverbindungen, die eine gute Wirkung gegen Pilzerkrankungen garantieren. Seine Wirksamkeit bei Viruserkrankungen läßt sich auf seinen Gehalt an Citronellol zurückführen. Geraniumöl wird in Kombination mit anderen Ölen gegen Herpes eingesetzt.

Römische Kamille

Römische Kamille wird in der Aromatherapie in erster Linie wegen ihrer krampflösenden Wirkung angewendet, die auf dem hohen Gehalt an Estern beruht. Diese chemischen Verbindungen geben der Römischen Kamille auch das charakteristische freundliche und frische Aroma. Bei Viruserkrankungen wird die Römische Kamille vor allem eingesetzt, um die einhergehenden Anspannungen zu lindern.

Lavendel

Lavendel hat aufgrund seiner komplexen Zusammensetzung auch ein vielseitiges Wirkungsspektrum. Im Zusammenhang mit Viruserkrankungen kommt Lavendel vor allem wegen der antiseptischen Wirkung des Terpenalkohols Linalol und der spasmolytischen, krampflösenden Wirkung der Esterverbindung Linalylacetat zum Einsatz, um nicht nur gegen das Virus vorzugehen, sondern umfassend auf die Stimmungs- und Anspannungssituation des Patienten positiv einzuwirken.

Litsea cubeba

Litsea cubea (May Chang) eignet sich ganz besonders um je nach individuellem Bedarf (in geringen Anteilen) antivirale Mischungen zu verstärken. Dabei sollte man darauf achten, daß der Anteil an Litsea cubeba 1 bis 2 % der Gesamtmischung nicht übersteigt. Man setzt z. B. 10 ml einer Gesamtmenge von ätherischen Ölen und Basisöl 3-6 Tropfen Litsea cubeba hinzu.

Der unvergleichlich strahlende Duft von Litsea, dem »Eisenkraut des kleinen Mannes«, rührt von seinem hohen Gehalt des stark antiviral wirkenden Aldehyds Citral her. Dieser hohe Gehalt verleiht Litsea cubeba allerdings auch die Tendenz, irritierend zu wirken, weshalb man es zusammen mit milden Ölen (z. B. Ravensare) anwenden sollte, um Hautreizungen zu vermeiden.

Lorbeer

Die chemische Zusammensetzung dieses Öls stellt (fast) einen repräsentativen Querschnitt aller der in ätherischen Ölen vorkommenden Komponenten dar. Es wirkt in erster Linie aufbauend und stärkend. Dies mag der Grund dafür sein, daß die individuellen Reaktionen auf dieses Öl weit weniger variieren als bei anderen Ölen.

Pfefferminz

Im Zusammenhang mit Viruserkrankungen nützt man gelegentlich die kühlende Wirkung der Pfefferminz, um entzündliche Prozesse zu lindern.

Ravensare aromatica

Von der beachtlichen Anzahl von Ölen, die aus Madagaskar stammen, ist dieses wahrscheinlich das wichtigste. Ravensare zeichnet sich durch eine besonders gute Verträglichkeit aus, zeigt eine herausragende antivirale Wirksamkeit und ist ein effektives Nerventonikum, das besonders hilfreich ist, wenn man sich z. B. im Verlauf einer Grippe niedergeschlagen und gereizt fühlt. Darüber hinaus eignet sich Ravensare hervorragend zur Behandlung von Gürtelrose.

Salbei

Vom Salbeiöl weiß man, daß es ein sehr breites antimikrobielles Wirkungsspektrum besitzt. Darüber hinaus wirkt es aufbauend und stärkend. Sein Hauptbestandteil ist das Keton Thujon, das wie die meisten Ketone neurotoxisch wirken kann, d. h. es kann Übelkeit und Kopfschmerzen auslösen. Nach dem Absetzen des Öls verschwinden aber die Symptome sofort wieder. Trotzdem sollten Schwangere und Kleinkinder nicht mit Salbeiöl behandelt werden.

Strohblume

Das Strohblumenöl ist einer der Stars unter den ätherischen Ölen der Aromatherapie mit einer Vielzahl von Anwendungsmöglichkeiten. Insbesondere für die Behandlung von Genitalherpes sind seine gute Verträglichkeit sowie seine regenerierenden Eigenschaften ausschlaggebend.

Teebaum

Dieses aus Australien stammende Öl verdankt seinen breiten Anwendungsbereich der Kombination aus einer stark antimikrobiellen Wirkung und einer ausgesprochen guten Verträglichkeit. Es kann, ähnlich wie Lavendelöl, in fast allen Bereichen der Aromatherapie genutzt werden. Teebaumöl sollte in jeder Hausapotheke zu finden sein. Es empfiehlt sich ebenfalls besonders bei der Behandlung von Genitalherpes (vgl. auch Seite 33).

Ysop decumbens

Der kriechende Ysop weist besonders ausgeprägte antivirale Eigenschaften auf. Vor allem bei der Behandlung von Fieberbläschen im Mund hat er sich als ausgesprochen wirksam erwiesen: Innerhalb von Stunden führt seine Anwendung zu Schmerzfreiheit. Von den antiviral wirksamen Ölen zählt der kriechende Ysop neben Ravensare zu den verträglichsten.

Grippe

Das Influenza-Virus ist verantwortlich für die Infektionskrankheit Grippe, die über die sogenannte Tröpfcheninfektion weiterverbreitet wird und daher sogar als regelrechte Epidemie auftreten kann. Die Viren zerstören die Schleimhäute in den Atemwegen von Nase bis Bronchien. Die Krankheit beginnt plötzlich mit hohem Fieber, Frösteln, Kopf- und Gliederschmerzen, Rachenbeschwerden und Schwellung der Lymphknoten insbesondere in den Achselhöhlen. Dazu kommen manchmal sogar Erbrechen und Leibschmerzen. Jedes Organsystem kann letzlich dadurch geschädigt werden.

Vorbeugung

Die grundsätzlich stärkende Wirkung des Lorbeeröls sollte für vorbeugende Maßnahmen genutzt werden. Je nach individueller Verträglichkeit (siehe Warnhinweis rechts):

10–15 Tr. Lorbeer

Etwa 2mal pro Woche über den Lymphknoten verreiben.

Besonders wirksam ist diese Anwendung in Kombination mit einem Saunagang: Man bringt das Lorbeeröl auf, wenn die Haut durch die Sauna gut durchblutet und der Organismus insgesamt angeregt ist.

> **Hinweis**
> Generell bei der Aromatherapie-Behandlung sollte spätestens nach 48 Stunden eine deutliche Besserung festzustellen sein. Ist dies nicht der Fall, sollte die Behandlung abgesetzt und ärztlicher Rat eingeholt werden. Bewährt sich die Behandlung, kann sie bis zum Verschwinden der akuten Symptome fortgeführt werden, was generell nach 6-9 Tagen der Fall ist.

Zu empfehlen sind besonders Lorbeeröle aus dem Süden Frankreichs oder aus Kroatien, die besonders intensiv nach Lorbeer duften. Öle aus Nordafrika zeigen eine etwas beißende Eukalyptusnote und rufen leichter Reizungen hervor.

Äußere Anwendung bei akuter Grippe

Bei einer Schwellung der Lymphknoten (vgl. Abbildung Seite 46):

10–15 Tr. Lorbeeröl (unverdünnt)

Auf die Haut über den Lymphknoten auftragen und verreiben. In der Regel stellt sich sehr schnell eine merkliche Besserung des Befindens ein.

Diese Form der Anwendung kann während einer Grippe problemlos 1-2mal täglich vorgenommen werden über einen Zeitraum von 5-6 Tagen.

Achtung: Sollte man die Anwendung zur Vorbeugung zu oft wiederholen, z. B. mehr als 2-3mal die Woche, wird man bald merken, daß die Haut vom Lorbeeröl zunehmend sensibilisiert wird. Es kann zu Rötungen oder

Viruserkrankungen

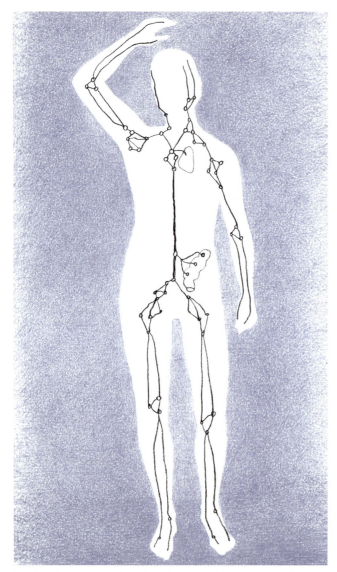

Das Lymphsystem des Menschen dient u. a. als Transportweg für überschüssige Flüssigkeit, Proteine, Fett und große Hormonmoleküle. Als Teil des Immunsystems werden in den zahlreichen Lymphknoten Immunzellen produziert.

Irritationen der Haut kommen. Dieser Effekt ist bei akuter Grippe aber interessanterweise selbst bei wiederholter Anwendung an aufeinanderfolgenden Tagen in der Regel nicht zu beobachten!

Durch übertriebene und zu häufig durchgeführte Anwendungen kann der in richtiger Dosierung erzielte positive Effekt von ätherischen Ölen auch ins Gegenteil verkehrt werden – eine Beobachtung, die man bereits aus vielen Bereichen der Heilkunst und mit vielen Medikamenten kennt.

Herpes

Herpes ist eine Erkrankung der Haut, die ebenfalls durch einen Virus, Herpes simplex, hervorgerufen wird. Meist tritt Herpes mit Juckreiz und Spannungsgefühl als eine örtlich begrenzte Gruppierung von Bläschen an den Lippen oder im Bereich der Lippen auf. Die erste Infektion mit dem Virus tritt oft schon im frühen Kindesalter auf, ohne erkannt zu werden, führt aber erst später bei Schwächezuständen des Immunsystems zu den bekannten Symptomen.

Fragt man erfahrene Aromatherapie-Anwender, mit welchem Öl sie Herpes behandeln, erhält man wahrscheinlich so viele verschiedene Antworten, wie man Personen befragt. Dabei ist es durchaus möglich, daß alle recht haben, denn wissenschaftlichen Studien zufolge sind viele, chemisch sehr unterschiedliche Bestandteile der ätherischen Öle gegen Herpesviren gleichermaßen wirksam, offenbar besonders Terpene, relativ einfache Kohlenwasserstoffverbindungen.

Standardbehandlung

1. Schritt

Wenn der Herpes im akuten Zustand bereits im Gesicht regelrecht »blüht«, kann man die betroffenen Stellen jede Stunde mit unverdünntem Teebaum- oder auch Lavendelöl betupfen.

2. Schritt

Nach ca. 24-36 Stunden werden die befallenen Hautpartien zu spannen beginnen, da sie von dem unverdünnt aufgetragenen ätherischen Öl ausgetrocknet werden. Man sollte nun zur weiteren Behandlung eine 10%ige Mischung aus dem verwendeten ätherischen Öl und einem fetten Öl verwenden, z. B. eine

10%ige Lsg. von Teebaumöl in Sonnenblumenöl

In der praktischen Anwendung haben sich auch noch einige andere Öle als besonders wirksam erwiesen. Dazu gehören Öle, die einen hohen Citralgehalt haben, wie z. B. Geranium, Eukalyptus citriodora, Eukalyptus globulus, Melissenöl und auch May Chang aus China. Diese Öle eignen sich ebenso für die Standardbehandlung. Stimulierende und irritierende Öle wie Oregano oder Nelke sollte man in keinem Fall verwenden.

Spezialbehandlung 1

Eine besonders erfolgversprechende Mischung ist:

2 ml Geranium
2 ml Eukalyptus citriodora
2 ml Eukalyptus globulus

Man trägt einige Tropfen davon auf die befallenen Stellen auf, zu Beginn etwa jede halbe Stunde, dann jede Stunde und bei Abklingen der Symptome jede zweite Stunde usw.

Spezialbehandlung 2

Für die recht schmerzhaften Fieberbläschen im Mund oder auf der Zunge hat sich Ysop officinalis var. decumbens als ganz besonders wirksam erwiesen:

1 Tr. Ysop officinalis var. decumbens

Auf die befallenen Stellen auftragen. Einmal jede halbe Stunde, bis zu 6mal täglich nacheinander.

> **Hinweis**
> Ist spätestens 48 Stunden nach Beginn der Behandlung keine deutliche Besserung festzustellen, sollte die Anwendung abgesetzt und ärztlicher Rat eingeholt werden (vgl. Seite 45).

Genitalherpes

An Scheide oder Penis können ebenfalls die kleinen Herpesbläschen mit denselben Symptomen wie an den Lippen auftauchen. Aber auch bei dieser besonders unangenehmen Form des Herpes kann man mit Ölen gute Erfolge erzielen. Natürlich kommen zur Behandlung der Schleimhäute an Geschlechtsorganen nur besonders reizarme Öle in Frage.

Äußere Anwendung I

Teebaumöl pur tropfenweise auftupfen oder im Verhältnis 1:1 z. B. mit Sesamöl mischen und dann auftragen.

Äußere Anwendung II

20 ml Calophyllum inophyllum
4 ml Ravensare aromatica
1 ml Salbei
2 ml Teebaum
1 ml Strohblume

Man trägt 4-5 Tropfen 4-5mal täglich auf die befallenen Hautstellen auf. Hat man kein Calophyllum zur Verfügung, kann man statt dessen auch Sesamöl oder Johanniskrautöl verwenden. Das tiefrote Öl des Johanniskrauts wird einfach durch Mazeration des Johanniskrauts (über mehrere Tage Einlegen) in Speiseöl (am besten Olivenöl) gewonnen.

Gürtelrose

Urheber von Gürtelrose ist Varicella zoster, ebenfalls ein Herpesvirus. Auch hier ist das Auftreten der Symptome meist die Folge einer Reaktivierung des bereits schon lange im Körper vorhandenen Virus aufgrund einer Schwächung des Immunsystems oder einer immununterdrückenden Therapie. Die Symptome, gerötete, entzündete, meist bandförmige Hautveränderungen nach anfänglicher Abgeschlagenheit und leichtem Fieber, sind oft auf eine Körperseite beschränkt und gehen sehr oft mit heftigen Schmerzen einher, die selbst nach dem Abheilen der akuten Symptome häufig noch andauern.

Standardbehandlung

5 ml Ravensare aromatica
3 ml Calophyllum inophyllum
3 ml Teebaum

In akuten Fällen sollten jeweils 10-20 Tropfen dieser Mischung großzügig 3-4mal täglich, nach Bedarf auch öfter, auf die befallenen Stellen aufgetragen werden.

Normalerweise ergibt sich innerhalb von 3-4 Tagen eine deutliche Linderung der Beschwerden und eine sichtbare Heilung der betroffenen Hautstellen.

Das fette Öl von Calophyllum übernimmt in diesem Fall die Rolle des Trägeröls für die ätherischen Öle der Ravensare und des Teebaums. Die Wirkung der Ölmischung läßt sich sehr einfach erklären: Ravensare- und Teebaumöl sind antiviral wirksam, das Öl von Calophyllum stimuliert die Phagozytose (die wichtigste Abwehrmaßnahme des Organismus zur Beseitigung eingedrungener Keime), d. h. es hilft dabei, den Eiter aus der entzündeten Haut auszuscheiden.

Alternativbehandlung

Als besonders wirksam hat sich auch folgende Mischung erwiesen:

4 ml Teebaum
4 ml Ravensare aromatica
4 ml Lavendel
1 ml Römische Kamille

Man trägt 10-20 Tropfen der Mischung 3-4mal täglich auf die befallenen Hauptpartien auf, bis die Symptome abklingen. Bis zur vollkommenen Abheilung genügt die Anwendung 1-2mal täglich.

Es ist auch einen Versuch wert, das Teebaumöl pur oder in einer Mischung im Verhältnis 1:1 mit Sesam- oder Sonnenblumenöl tropfenweise anzuwenden.

Hinweis
Ist spätestens 48 Stunden nach Beginn der Behandlung keine deutliche Besserung festzustellen, sollte die Anwendung abgesetzt und ärztlicher Rat eingeholt werden (vgl. Seite 45).

Allergien

Allergien sind aller Wahrscheinlichkeit nach die Folge einer überschießenden Abwehr- oder Fehlregulation des Immunsystems auf die Allergie-auslösenden Substanzen (Allergene). Die Annahme, daß die besorgniserregende Zunahme von Allergien mit der zunehmenden und immer vielschichtiger werdenden Umweltbelastung zu tun hat, ist nicht unbegründet. Allergiesymptome sind sehr wahrscheinlich die Antwort unseres Immunsystems auf die sich offensichtlich ändernden Lebensbedingungen.

Leider ist es so, daß Menschen, die dazu neigen, Allergien zu entwickeln, dies nach einem gewissen Zeitraum und nach anfänglicher Besserung auch in einer besseren Umgebung tun. Das ursprüngliche Allergen (z. B. gegen Blütenstaub) mag in der neuen Umgebung zwar nicht mehr vorhanden sein, doch dafür entwickeln sich nach einiger Zeit Reaktionen auf andere Auslöser.

In den Vereinigten Staaten gingen in jüngster Vergangenheit viele Menschen dazu über, vor der schlechten Luft in den Städten an der Ostküste, z. B. in New York, in die klare, saubere Luft der Wüste in Arizona zu flüchten. Ihre Hoffnung war, auf diesem Weg auch ihre Allergien loszuwerden. Und tatsächlich war der Erfolg anfangs vielversprechend: Viele der betroffenen Menschen konnten sich mit dem Ortswechsel in der klaren Wüstenluft endlich von den quälenden Symptomen ihrer Allergien befreien. Groß war aber auch die Enttäuschung, als sich nach drei bis vier Jahren wiederum Allergiesymptome einstellten. Die Auslöser stammten nun aus der neuen Umgebung.

Die Komplexität des Allergiephänomens läßt schon erahnen, daß die Aromatherapie hier nur begrenzte, deswegen aber nicht weniger wertvolle Hilfe bieten kann. So kann man mit ätherischen Ölen, die eine antiallergische Wirkungen haben, Symptome lindern und durch die Anregung der Stoffwechselfunktionen darauf hinarbei-

ten, daß ein geringer mit Giftstoffen belasteter Körper weniger heftig auf Allergie-auslösende Substanzen reagiert. Was die Aromatherapie aber nicht vermag, ist durch die Anwendung eines oder mehrerer Öle eine Allergie zu heilen, sie also gänzlich zu beseitigen. Doch dies vermag auch die konventionelle Medizin nicht zu bewerkstelligen, die der ständigen Zunahme von Allergien hilflos gegenübersteht und ebenfalls keine universell anwendbaren Lösungen anzubieten hat, mit denen sich Allergien heilen oder abschaffen ließen.

Die wichtigsten Öle

Niaouli

Das Niaouliöl zeichnet sich durch eine Palette scheinbar unzusammenhängender Wirkungen aus. Den Möglichkeiten zu seiner Anwendung sind daher aber kaum Grenzen gesetzt. So hat es auch eine deutliche, wenngleich nicht überragende antiallergische Wirkung.

Marokkanische Kamille

Das dunkelblaue Öl der Marokkanischen Kamille ist vielleicht das am stärksten antiallergisch wirkende Mittel der Aromatherapie. Seine Wirkung kommt am besten zur Geltung, wenn es Ölmischungen in nur kleinen Dosen (1-5 %) zugegeben wird.

Achtung: Allergien und Inhalation
Die Behandlung von allergischen Symptomen mit ätherischen Ölen sollte in jedem Fall nur über die Haut (perkutan) erfolgen. Die Inhalation von ätherischen Ölen während akuter allergischer Symptome kann zu heftigen unerwarteten und schwer kontrollierbaren Körperreaktionen führen. Die Anwendung der weiter unten genannten Öle auf der Haut hat sich dagegen bewährt und ist sicher!

Myrtenwasser

Ätherische Öle können gefährliche Reizungen der empfindlichen Netzhaut hervorrufen, weshalb man niemals die Augen mit ätherischen Ölen behandeln sollte. Gelangt dennoch einmal ein Spritzer ätherisches Öl in Ihre Augen, streichen Sie mit einem mit fettem Öl getränkten Baumwolltuch über das geschlossene Auge. Führt dies zu keiner Linderung, sollten Sie sofort einen Augenarzt aufsuchen. Ätherische Öle sind lipophil, d. h. fettlöslich und somit nicht in Wasser löslich. Schon aus diesem Grund eignen sich ätherische Öle generell nicht zur Behandlung der Augen.

Dennoch hält die Aromatherapie für die Behandlung der Augen ein passendes Mittel bereit: die sogenannten Hydrosole. Ein Hydrosol ist das bei der Destillation eines Öls anfallende Wasser (quasi der Rückstand), das ebenfalls noch mit wertvollen aromatischen Pflanzeninhaltsstoffen angereichert ist. Im Hydrosol sammeln sich jedoch nur wasserlösliche Substanzen. Im Falle des Myrtenwassers sind dies stark antiseptisch, entzündungshemmend und antiallergisch wirkende Bestandteile. Es eignet sich daher bestens, um bei gereizten und geröteten Augen für Linderung zu sorgen.

Pfefferminz

Die kühlende Wirkung des Pfefferminzöls bringt Erleichterung bei allergiebedingter Reizung der Atemwege.

Strohblume

Gegen entzündliche und allergische Hautreaktionen wirken vor allem die stark entzündungshemmenden und reizlindernden Eigenschaften des Strohblumenöls.

Heuschnupfen

Heuschnupfen ist eine sehr häufig auftretende Form der Allergie, die meist durch Blüten- oder Gräserpollen ausgelöst wird. Die Symptome ähneln denen eines Katarrhs, wobei hauptsächlich die Schleimhäute der oberen Atemwege sowie der Augenbindehaut in Mitleidenschaft gezogen werden. Die Symptome eines Heuschnupfens sind in der Regel eine laufende Nase, Kratzen im Hals sowie juckende und/oder tränende Augen.

> **Hinweis**
>
> Generell bei der Aromatherapie-Behandlung sollte spätestens nach 48 Stunden eine deutliche Besserung festzustellen sein. Ist dies nicht der Fall, sollte die Behandlung abgesetzt und ärztlicher Rat eingeholt werden. Bewährt sich die Behandlung, kann sie bis zum Verschwinden der akuten Symptome fortgeführt werden, was generell nach 6-9 Tagen der Fall ist.

Innere Anwendung

Diese Öle wirken in erster Linie symptomlindernd. Da aber diese Anwendung weitgehend ohne Nebenwirkungen bleibt, kann sie während der Allergiesaison nach Bedarf wiederholt werden.

4,5 ml Niaouli (MQV)
0,5 ml Marokkanische Kamille
3 Tr. Pfefferminz

Während der Allergiesaison morgens 2 Tropfen dieser Mischung zu sich nehmen, z. B. in Honig (vgl. Seite 28), wobei ein Teil des Öls schon im Mund-Rachen-Raum absorbiert wird und so bereits dort auf die Schleimhäute einwirkt. Dies hat meist eine deutliche Linderung der Allergiesymptome zur Folge.

Allergien

Äußere Anwendung

Während des Tages das Gesicht nach Bedarf immer wieder mit kaltem Wasser kühlen und danach 2 Tropfen der oben aufgeführten Mischung auf der nassen Haut verreiben. Aber Achtung: Die Ölmischung darf nicht in die Augen gelangen!

Allergische Irritationen der Augen

Allergische Reaktionen werden immer durch den Kontakt mit einer bestimmten Substanz, dem Allergen, bei Personen hervorgerufen, die dafür anfällig sind. Die Reaktion des Immunsystems auf diese bestimmte Substanz wird umgestimmt, man nennt dies auch Sensibilisierung. Bei erneutem Kontakt mit der Substanz erfolgt dann eine Überreaktion des Immunsystems, die sich in der Folge in entzündlichen Prozessen, z. B. in und an den Augen äußern.

Hinweis
Ist spätestens 48 Stunden nach Beginn der Behandlung keine deutliche Besserung festzustellen, sollte die Anwendung abgesetzt und ärztlicher Rat eingeholt werden (vgl. Seite 51).

Akute Behandlung

Myrtenwasser (Hydrosol)

In akuten Notsituationen besprüht man Gesicht und Augen mit reinem Myrtenwasser aus einer Sprühflasche mehrmals täglich.

Langzeitbehandlung

Will man Myrtenwasser über einen längeren Zeitraum nutzen, empfiehlt es sich, die folgende Mischung anzuwenden:

55 ml Myrtenhydrosol
55 ml destilliertes Wasser
3-4 Tr. Zitronensaft
1 g Kochsalz

Diese Mischung sprüht man aus einer Sprühflasche auf Gesicht und Augen, oder man tränkt ein Stück Tuch und wendet es als Kompresse für jeweils 5-10 Minuten an.

Allergische Reaktionen der Haut

Auch die Haut kann nach dem Kontakt mit einem Allergen aufgrund einer Überreaktion des Immunsystems mit entzündlichen Prozessen, Rötungen, Schorfbildung etc. reagieren (vgl. Seite 21).

Äußere Anwendung

1 ml Marokkanische Kamille
1 ml Strohblume
98 ml Sesamöl

Man trägt diese Mischung mehrmals (3-5mal) täglich auf die gereizten Stellen auf. Will man bei allergischen oder entzündlichen Hautreaktionen auf Nummer Sicher gehen, empfiehlt es sich, nur Sesamöl (am besten aus biologischem Anbau) als fettes Trägeröl zu verwenden.

Verletzungen und Narben

Ätherische Öle dringen aufgrund der Beschaffenheit ihrer Moleküle und ihrer Tendenz, sich bevorzugt in fettem Milieu zu lösen, besonders leicht in Hautgewebe ein und entfalten dort schnell ihre Wirkung. Die äußere Behandlung von Hautproblemen mit ätherischen Ölen drängt sich daher bei Verletzungen und Hautveränderungen geradezu auf.

Die wichtigsten Öle

Deutsche Kamille

Die wirksamen Substanzen der Deutschen Kamille sind vor allem der Terpenalkohol (-)alpha-Bisabolol sowie das Sesquiterpen Chamazulen (blaue Farbe), denen sie ihre entzündungshemmende Wirkung verdankt. Kamillenöl ist das Öl der Wahl zur Behandlung und schnellen Linderung akuter entzündlicher Prozesse wie Sonnenbrand oder Hämorrhoiden.

Lavendel

In der Hautpflege wird Lavendelöl wegen der ihm eigenen Kombination von wünschenswerten Eigenschaften (ausgleichend, antiseptisch, entspannend, hautfreundlich) besonders gern eingesetzt. Die Anwendungsbereiche reichen von Hautreizungen über Insektenstiche bis zu leichten Verbrennungen.

Mastix

Das ursprünglich auf Kreta gewonnene Öl des Mastixbaumes wirkt straffend auf die Venen und ist daher zur Behandlung von Hämorrhoiden geeignet.

Niaouli

Das Niaouliöl wird in der Aromatherapie in vielen Bereichen eingesetzt, denn es wirkt generell stärkend auf den Organismus und beugt Infektionskrankheiten vor.

Speziell bei Hämorrhoiden kommt seine zusammenziehende Wirkung auf das Hautgewebe zum Tragen.

Neroli

Neben seinen Wirkungen auf die Psyche (angstlösend) eignet sich Neroliöl auch zur Behandlung von Hautproblemen, insbesondere zur Vorbeugung gegen Schwangerschaftsstreifen. Seine besondere Wirkung gerade in diesem Bereich erklärt man sich durch die im Neroliöl enthaltenen Verbindungen, die einem menschlichen Wachstumshormon ähneln.

Schafgarbe

Das Öl der Schafgarbe ist wegen des Gehalts an Chamazulen oft tiefblau. Aber es gibt auch grüne oder gelblich-klare Varianten. Die zellregenerierenden Eigenschaften sind auf den Gehalt des Ketons Thujon zurückzuführen. Schafgarbenöl hat sich besonders zur Behandlung von Sehnenscheidenentzündungen bewährt. Es sollte wegen des Ketongehalts aber in keinem Fall während der Schwangerschaft oder bei Kleinkindern angewandt werden.

Strohblume

Bei der Behandlung von Verstauchungen, Prellungen und anderen Sportverletzungen hat das Strohblumenöl eine verblüffend schnelle Wirkung: Sofort nach der Verletzung aufgetragen, verhindert es im Regelfall das ansonsten sichere Entstehen einer Schwellung oder eines Blutergusses.

In der Strohblume enthaltene Diketone verleihen diesem Öl seine zellregenerierende Wirkung. Es findet deshalb in der Hautpflege vor allem zur Behandlung von Narben Anwendung.

Teebaum

Wie bereits mehrfach erwähnt (vgl. Seiten 33, 44), ist das Teebaumöl sehr vielseitig einsetzbar. Wegen seiner guten Verträglichkeit eignet es sich bestens zur Desinfektion von Wunden oder eitrigen Hautpartien.

Zypresse

Zypressenöl hat eine adstringierende (zusammenziehende) Wirkung auf Venen und das Lymphsystem (siehe Abbildung Seite 46) und verhindert somit Stagnationen der Lymphe bzw. des Blutes, das sich in schwachen Venen mit ihren dehnbaren Wänden leicht staut.

Kleine Verletzungen

Im Alltag kommen häufig kleinere Verletzungen vor, die man eigentlich kaum beachtet. Doch auch diese kleinen Wunden sollte man mit einem ätherischen Öl reinigen, um den Heilungsprozeß zu beschleunigen. In solchen Fällen hat es sich bewährt, einfach einige Tropfen unverdünnten Lavendelöls auf die Verletzung zu geben, um entzündliche Vorgänge zu unterbinden und für Keimfreiheit in der Wunde zu sorgen. Körpereigene Heilkräfte werden dann für das problemlose weitere Verheilen der Wunde sorgen.

Äußere Anwendung

5 Tr. Lavendelöl oder Teebaumöl

Man gibt das Öl vorsichtig auf die verletzten Stellen. Bei kleineren Wunden oder Schnitten kann man die Öle von Lavendel (oder Teebaum) unverdünnt anwenden, da sie gut verträglich sind. Es ist also nicht notwendig, sie in fette Öle einzumischen. Durch das Weglassen des fetten Öles vermeidet man auch das Eintragen von neuen Verunreinigungen oder Keimen in die Wunde.

Viele schwören zur Behandlung kleiner Verletzungen auch auf Teebaumöl. Nach allen Erfahrungen, die mittlerweile in der Aromatherapie gemacht worden sind, kann man davon ausgehen, daß mit Teebaumöl ähnliche oder vergleichbare Heilwirkungen zu erzielen sind wie mit Lavendelöl.

> **Hinweis**
>
> Nach 2- bis 3maliger Anwendung der folgenden Rezepte im Abstand von ca. 2 Stunden sollte man bemerken, daß die Wunde sich schließt. Generell gilt jedoch wie bei allen Aromatherapiebehandlungen, daß spätestens nach 48 Stunden eine deutliche Besserung zu bemerken sein sollte. Ist dies nicht der Fall, sollte die Behandlung abgesetzt und fachlicher Rat eingeholt werden. Bewährt sich die Behandlung, kann sie bis zum Verschwinden der akuten Symptome fortgeführt werden.

Größere Verletzungen

Bei allen größeren offenen Wunden, die noch ohne ärztliche Hilfe selbst zu behandeln sind, gibt man dem Strohblumenöl den Vorzug. Natürlich sollte man bei schweren Verletzungen, z. B. als Folge von Haushalts-

oder Sportunfällen, den Arzt aufsuchen, um die Wunde fachmännisch versorgen zu lassen. Wenn dies aber nicht sofort möglich ist (z. B. auf Ausflügen, Bergwanderungen etc.), kann man auch diese Verletzungen zunächst aromatherapeutisch versorgen, indem man unverdünntes Strohblumenöl auf die Wunde gibt, bevor man die Wunde verbindet oder Kompressen anbringt.

Hinweis

Nach 2- bis 3maliger Anwendung der folgenden Rezepte im Abstand von ca. 2 Stunden sollte man bemerken, daß die Wunde sich schließt. Ist nach spätestens 48 Stunden keine deutliche Besserung zu bemerken, sollte die Anwendung abgesetzt und ärztlicher Rat eingeholt werden (vgl. Seite 55).

Notfallversorgung

5-20 Tr. Strohblumenöl

Vor dem Anbringen des Notverbandes das Öl in die Wunde träufeln.

Das Strohblumenöl lindert vor allem zunächst den Schmerz. Darüber hinaus verringert oder verhindert es ein zu starkes Anschwellen und eine zu starke Entzündung der Wunde. Die Gewebebildung über der Wunde wird stark beschleunigt und sorgt so für einen Verschluß der Wunde.

Ganz besonders für die am Spielfeldrand stehenden Eltern fußballspielender Kinder sind ein griffbereites Fläschchen Strohblumenöl und vielleicht zusätzlich sogar Eis wertvolle Utensilien für die Erste Hilfe.

Verbrennungen

Die Behandlung von Verbrennungen ist geradezu ein »Paradefeld« der Aromatherapie. Für die sofortige Versorgung von Verbrennungen haben sich zwei Öle als besonders wirksam erwiesen: Das eine ist das Lavendelöl, das andere ist das Öl der Deutschen Kamille. Um beim Lavendelöl wirklich die optimale Wirksamkeit zu erzielen, muß man ein genuines Öl von Lavandula vera benutzen. Abgewandelte oder sogenannte Lavandin-Öle (Öle von verschiedenen Sorten von Lavandula hybrida, die aus der Kreuzung von echtem Lavendel und Speik-Lavendel hervorgehen), die oft fälschlich als echte Lavendelöle ausgegeben werden, sind weniger oder gar nicht wirksam.

Äußere Anwendung

2 ml Lavendelöl
oder
2 ml Deutsche Kamille typ (-)alpha-bisabolol
Eiswürfel

Alle 5-10 Minuten einige Tropfen Lavendel- oder Kamillenöl auf die verbrannte Hautpartie träufeln und die Verbrennung mit einem Eiswürfel so stark kühlen wie nur erträglich. Das Auftragen der Öle kann so lange wiederholt werden, bis der Schmerz zurückgegangen ist.

Die Wirkung der Deutschen Kamille zeigt sich bei manchen Menschen stärker als die des Lavendelöls. Wichtig ist aber, das Öl des Chemotyps (-)alpha-bisabolol der Deutschen Kamille zu verwenden. Viele Öle, die zu vermeintlich günstigen Preisen angeboten werden, sind im Vergleich dazu wertlosere Varianten.

Prellungen und Stauchungen

Bei Prellungen oder Zerrungen, die mit Blutergüssen oder Schwellungen einhergehen, empfiehlt es sich, das (sehr teure) Strohblumenöl in großer Verdünnung zu verwenden, weil es auch dann noch verhindert, daß der geprellte oder gezerrte Körperteil allzu sehr anschwillt bzw. schmerzt.

Äußere Anwendung

5 Tr. Strohblumenöl
Kytta-Salbe, etwa nußgroße Menge

Eine besonders wirksame (und sparsame) Anwendung besteht darin, den verletzten Knöchel oder den betroffenen Muskel mit Kyttasalbe (aus der Apotheke) einzureiben. Anschließend gibt man einige Tropfen Strohblumenöl dazu und massiert das Strohblumenöl zusammen mit der Salbe über der Verletzung ein.

Kyttasalbe enthält neben anderen Auszügen Bestandteile von Beinwellwurzeln und -blättern, die sich mit den Wirkstoffen des Strohblumenöls zu einer sensationell wirksamen Kombination vereinigen. Gelingt es, diese Mischung schnell nach einer Verletzung aufzutragen, wird in der Regel die Bildung eines Blutergusses verhindert.

Sehnenzerrung

Die Verbindungen zwischen Knochen und Muskeln (Ursprung und Ansatz) bestehen aus strapazierfähigem kollagenen Bindegewebe. Dennoch zieht man sich schnell beim Sport eine Zerrung mancher Sehnen zu, wenn man sich nicht gut genug aufgewärmt hat.

Äußere Anwendung

1 ml Strohblumenöl
1 ml Schafgarbenöl
1 ml Eukalyptus citriodora
Kyttasalbe, etwa nußgroße Menge

Man trägt zunächst die Salbe auf und reibt dann einige Tropfen der Ölmischung mit in die Haut ein.

Diese Mischung eignet sich auch bei Beschwerden aufgrund von Dauerbelastungen, die zu Sehnenscheiden-Entzündungen führen. Besonders bei chronischen Beschwerden hat sich die Verwendung von Eukalyptus citriodora (dessen Anteil man dann auf 2 ml erhöhen kann) bewährt, da dieses Öl relativ hautverträglich ist und eine starke entzündungshemmende Wirkung hat.

Hinweis

Im Anfangsstadium (am ersten Tag) können die folgenden Behandlungen durchaus alle 1-2 Stunden wiederholt werden. Grundsätzlich wird man in den folgenden Tagen mit 3 Anwendungen pro Tag auskommen, wobei aber auch öfteres Einreiben durchaus möglich ist, wenn der persönliche Heilungsprozeß damit beschleunigt wird.
Generell gilt jedoch wie bei allen Aromatherapie-Behandlungen, daß spätestens nach 48 Stunden eine deutliche Besserung zu bemerken sein sollte. Ist dies nicht der Fall, sollte die Behandlung abgesetzt und ärztlicher Rat eingeholt werden. Bewährt sich die Behandlung, kann sie bis zum Verschwinden der akuten Symptome fortgeführt werden.

Narben

Die herausragende Fähigkeit ätherischer Öle, die Erneuerung von Zellgewebe anzuregen, zeigt sich am deutlichsten bei der Behandlung von Narben.

Das Entstehen von Narbengewebe nach einer Verletzung verläuft über einen längeren Zeitraum, und so läßt sich ein solches Gewebe nicht über Nacht durch eine einmalige Anwendung ätherischer Öle behandeln. Da Öle schnell in das Gewebe eindringen und gleichfalls schnell wieder aus dem Gewebe ausgeschieden werden (im Regelfall spätestens nach 4-6 Stunden), ist es notwendig, ätherische Öle mit einer gewissen Disziplin wiederholt auf dem Narbengewebe zu verteilen. Dadurch erhält der Stoffwechsel über einen längeren Zeitraum hinweg die Möglichkeit, das bereits entstandene Narbengewebe zu erneuern. Die unvergleichliche Wirkung des Strohblumenöls wird noch durch die Anwendung zusammen mit fetten Ölen erhöht, die einen hohen Prozentsatz an heilenden Omega-3-Fettsäuren enthalten.

Hinweis

Im Anfangsstadium (am ersten Tag) können die folgenden Behandlungen durchaus alle 1-2 Stunden wiederholt werden. Grundsätzlich wird man in den folgenden Tagen mit 3 Anwendungen pro Tag auskommen.

Ist spätestens nach 48 Stunden keine deutliche Besserung zu bemerken, sollte die Behandlung abgesetzt und ärztlicher Rat eingeholt werden (vgl. Seite 57).

Äußere Anwendung

1 ml Strohblumenöl
15 ml Flaxöl
84 ml fettes Öl (Sesam, Haselnuß)

Diese Mischung mindestens 2mal täglich auf die vernarbten Hautpartien auftragen.

Narben aus gerade frisch verheilten Wunden lassen sich auf diese Weise über einen Zeitraum von 4-8 Wochen behandeln. Man bewirkt so eine narbenfreie Heilung des Gewebes. Narben, die schon über einen längeren Zeitraum vorhanden sind, benötigen eine längere Behandlungsdauer. Im Regelfall wird man deutliche Erfolge bei einer Behandlungsdauer von 3-6 Monaten erwarten dürfen.

Wenn man diese Grundmischung über einen längeren Zeitraum anwendet, kann man für ein wenig Abwechslung im Duft der Grundmischung je 3-5 Tropfen Neroli- oder Jasminöl hinzufügen.

Zur Wundheilung nach chirurgischen Eingriffen

10 Tr. Lavendel

Will man die Wundheilung direkt nach einem chirurgischen Eingriff unterstützen, so empfiehlt es sich, die frisch vernähten Wunden mit unverdünntem Lavendelöl sauberzuhalten. Während der ersten Tage 2-3mal täglich 2-4 Tropfen unverdünnt auftragen.

Ist die Wunde vollständig geschlossen und trocken, kann mit der Anwendung der oben aufgeführten Mischung zur Behandlung von Narben begonnen werden.

Schwangerschaftsstreifen

Ätherische Öle eignen sich bestens zur Vorbeugung gegen die unangenehmen Hautdehnungsstreifen während der Schwangerschaft sowie zur Erneuerung des Hautgewebes, wenn die Streifen wieder abgeheilt sind.

Äußere Anwendung gegen alte Schwangerschaftsstreifen

1 ml Strohblumenöl
15 ml Flaxöl
84 ml fettes Öl (Sesam oder Haselnuß)

Diese Mischung mindestens 2mal täglich auf die entsprechenden Hautpartien auftragen. Bei kontinuierlicher Anwendung der Öle sollte nach 8-12 Wochen eine deutliche Erneuerung des Gewebes zu beobachten sein.

Vorbeugung während der Schwangerschaft

1 ml Neroli
2 ml Zypresse
100 ml fettes Öl (Sesam oder Haselnuß)

Etwa 5 ml dieser Mischung als Körperöl während der Schwangerschaft täglich bei einer sanften Massage von Brüsten, Bauch, Hüften und Beinen anwenden.

Hämorrhoiden

Hämorrhoiden sind knotenförmige, krampfaderartige Erweiterungen der Blutgefäße im Bereich des Enddarms und Afters, die Druckgefühl, Juckreiz, Brennen und Schmerzen bis hin zu Darmblutungen zur Folge haben können. Die Behandlung von Hämorrhoiden läßt sich in zwei Phasen vollziehen: Zunächst versucht man den akuten, schmerzhaften, d. h. entzündeten Zustand zu lindern. Ist man schmerzfrei, kann man damit beginnen, auf die Straffung des Gewebes und ein Abheilen der Hämorroiden hinzuarbeiten.

Hämorrhoiden - akute Behandlung

1 ml Strohblume
1 ml Deutsche Kamille
60 ml Sesamöl

Die entzündungshemmende ätherische Ölmischung sollte 3mal (bis zu 5mal) täglich äußerlich angewendet werden, bis die Schwellung und Entzündung zurückgewichen ist.

Hämorrhoiden – heilende Behandlung

1 ml Zypresse
1 ml Strohblume
1 ml Niaouli (MQV)
1 ml Mastix
96 ml Sesamöl oder Olivenöl

Man wendet diese Mischung in den ersten (2-4) Tagen bis zu 5mal täglich äußerlich an. Auf das Mastixöl kann man notfalls auch verzichten, wenn es gerade nicht zu beschaffen ist. Wer öfter unter Hämorrhoiden zu leiden hat, für den ist es aber empfehlenswert, sich ein Fläschchen zu besorgen. Zypressenöl ist bekannt für seine adstringierende (zusammenziehende) Wirkung, Strohblumenöl für seine regenerierende. Niaouliöl (MQV) ist aufgrund seiner stärkenden Wirkung und seiner hormonähnlichen Zusammensetzung bestens geeignet, zur Erneuerung des Gewebes beizutragen.

Man nützt die Kombination dieser Öle durchaus über einen längeren Zeitraum, wenn man Erfolg verspürt, sogar bis zu 4-6 Wochen. Sollte man bei spürbarem Erfolg der Therapie die eine oder andere Anwendung einmal vergessen, ist das kein Beinbruch, sondern im Gegenteil der natürliche Ausdruck für den Erfolg der Behandlung, die möglicherweise dann immer seltener oder gar nicht mehr benötigt wird. Dann reicht die

Verletzungen und Narben

Anwendung der Ölmischung auch zweimal täglich, um zur Heilung und Regeneration des Gewebes zu gelangen. Die folgenden Rezepte gelten ausschließlich für leichte Hämorrhoidenleiden. Bei schwereren Krankheitssymptomen suchen Sie unbedingt den Arzt auf, der aber wahrscheinlich nichts gegen unsere Hämorrhoidensalbe und -zäpfchen einzuwenden hat.

Hämorrhoidensalbe

30 g Basiscreme HT
5 Tr. Deutsche Kamille oder 0,5 ml Teebaum
20 Tr. Niaouli
1 g Zinkoxyd
1 g Wismutgallat
1 TL D-Panthenol

Vermischen Sie zunächst die pudrigen Bestandteile, das Zinkoxyd und das Wismutgallat (beides aus der Apotheke), klümpchenfrei mit dem Panthenol. Dann rühren Sie die Basiscreme ein und fügen schließlich die ätherischen Öle hinzu. Alles gut miteinander vermengen und fertig ist die Salbe.

Mit 3 Tropfen des Konservierungsmittels Paraben K läßt sie sich länger aufbewahren. Aber auch ohne Konservierung hält sich die Salbe im Kühlschrank mindestens 14 Tage. Bei den unter den Bezugsquellen (ab Seite 83) genannten Adressen erhalten Sie praktische Behälter zur Aufbewahrung, Tuben oder Röhrchen zum Aufschrauben.

Hämorrhoidenzäpfchen

(für ca. 6 Zäpfchen)
18 Tr. Teebaum
6 Tr. Niaouli
3 Tr. Deutsche Kamille
12 g Kakaobutter

Schmelzen Sie die Kakaobutter, setzen Sie die ätherischen Öle zu und gießen Sie die Masse in die Einmalzäpfchenformen (vgl. Seite 39).

Die Hämorrhoidenzäpfchen dienen ebenfalls zur Pflege des Afters. Da sie langsam im After schmelzen, entfalten sie ihre pflegende Wirkung über einen längeren Zeitraum. Das Teebaumöl wirkt entzündungshemmend und leicht desinfizierend. Niaouliöl strafft das Hämorrhoidengewebe (vgl. auch Pütz/Niklas/Norten: *Hobbythek – Darm & Po*, Köln 1996).

Viele Probleme im Analbereich sind durch ausreichende Pflege in den Griff zu bekommen. Gerade nach dem Gang zur Toilette können sich in den Hautfalten rund um den After Kotreste festsetzen, die die Hauptursache für Hämorrhoiden und vielerlei Entzündungen sind: Da in dieser Region die schützende Schleimhaut fehlt, kann harter Kot hier Verletzungen erzeugen, die sich leicht entzünden. Deshalb sollten Sie nach dem Stuhlgang immer den Analbereich gründlich säubern. Normales und auch feuchtes Toilettenpapier reichen da nicht immer aus. Allein das Waschen mit Wasser und eventuell einer milden Seife verhindert das Festsetzen von Kotresten.

Verdauungsbeschwerden

Verdauungsbeschwerden treten in den unterschiedlichsten Krankheitsbildern und aufgrund verschiedenster Ursachen auf. Daher können wir hier nur in relativ allgemeiner Form darauf eingehen. Wenn man sich für eine Selbstbehandlung der Beschwerden mit ätherischen Ölen entscheidet, muß man sich an den augenfälligen Symptomen, gegebenenfalls in Absprache mit dem Arzt, orientieren. Führt die Anwendung in kurzer Zeit zu einer merklichen Besserung der Symptome, hat man guten Grund zu der Annahme, daß die selbstgewählte Therapie die richtige ist.

Dieser Ansatz wird auch dadurch gerechtfertigt, daß die meisten Verdauungsbeschwerden noch keine Anzeichen einer bereits weit fortgeschrittenen physischen Erkrankung sind – und dann besser vom Fachmann behandelt werden. Oft sind sie eine körperliche Reaktion auf anhaltende psychische Belastungen wie Streß, die zu Ungleichgewichten (Dystonien) im autonomen Nervensystem (steuert u. a. den Verdauungsprozeß) führen. Bei der Behandlung solcher Ursachen sind die konventionellen therapeutischen Ansätze häufig ebenso präzise oder unpräzise wie unsere eigenen. Die kritische Beobachtung der eigenen Psyche führt sogar oft am schnellsten auf den richtigen Behandlungsweg.

Wirkliche Heilung für die meisten Verdauungsprobleme sind nur durch entsprechende Veränderung der Ernährung und vor allem des Lebensstiles zu erreichen. Die Anwendung von ätherischen Ölen ist dabei eine große Hilfe, denn sie bestehen ja nicht wie konventionelle Medikamente aus einer oder einigen wenigen Substanzen, sondern aus komplexen Gemischen verschiedener Wirkstoffe, oft mit scheinbar entgegengesetzten Wirkungen. Ihre Wirkung mag dem »mechanistisch« eingestellten Menschen westlicher Prägung manchmal etwas diffus erscheinen. Allerdings üben die ätherischen Öle zusätzlich zu ihrer heilenden Wirkung tatsächlich auch einen schützenden Effekt aus. Gerade die neuere Forschung über Zellrezeptoren zeigt, daß diese ganzheitlichen Prinzipien in vielen Ölen verwirklicht sind. Die Öle verfügen sozusagen über eine »eingebaute« Regulation, die drastische Therapiefehler verhindert.

Bei einer trägen Verdauung oder einem Mangel an bestimmten Enzymen empfiehlt es sich, auf althergebrachte Heiltraditionen zurückzugreifen. Viele der traditionell in der Küche verwendeten Kräuter liefern ätherische Öle, die besonders für die Behandlung von Verdauungsbeschwerden geeignet sind.

Verdauungsbeschwerden – Übelkeit, Magendrücken, Verstopfung, Durchfall, Blähungen, stechende Schmerzen im Darm – können Ausdruck verschiedenster Ursachen sein, eine der häufigsten ist ein unausgeglichenes vegetatives (autonomes) Nervensystem, das die unwillkürliche Arbeit des Darms sowie von Blutgefäßen und Herz etc. steuert. Anhaltender Streß, falsche Ernährung oder andere Faktoren sind in der Regel die Ursache für diese Unausgeglichenheit. Eine schlechte Verdauung kann aber auch auf eine Stoffwechselschwäche wie z. B. eine mangelhafte Enzymbildung oder Verarbeitung von Vitaminen, Mineralien und Spurenelementen zurückzuführen sein.

So vielfältig die Ursachen sein können, so reichhaltig ist das Arsenal ätherischer Öle, gewonnen aus den besagten klassischen Küchenkräutern, mit denen sich die verschiedensten Probleme relativ gut behandeln lassen. Die folgenden Behandlungsvorschläge sind in diesem Buch aber wegen der Fülle der Möglichkeiten auf die häufigsten Ursachenkomplexe beschränkt. Betroffene sollten zuvor – eventuell mit Hilfe des Arztes – die möglichen Ursachen ihrer Verdauungsbeschwerden eingrenzen, um aus dem Arsenal der Öle die richtigen auszuwählen.

Die wichtigsten Öle

Vorbemerkung

Zunächst einige grundsätzliche Bemerkungen zur Art der Anwendung von Ölen gegen Verdauungsprobleme:

● Man sollte die entsprechenden Öle in Speiseöl lösen oder auf einer Trägersubstanz zu sich nehmen, um zu verhindern, daß sie bereits im Rachenraum oder in der Speiseröhre absorbiert werden.

● Aufgrund der Tatsache, daß ätherische Öle vom menschlichen Körper schnell absorbiert und auch relativ schnell wieder ausgeschieden werden, ist es ratsam, öfter kleine statt seltener große Mengen einzunehmen. Man erreicht auf diese Weise, daß die Wirkstoffe der Öle über einen längeren Zeitraum ihre Wirkung auch tatsächlich entfalten können.

● In der Regel reicht pro Anwendung ein Tropfen eines entsprechenden Öles. Es ist mit Sicherheit ungefährlich, wenn man aus Versehen einmal zwei Tropfen einnimmt, man darf dann aber keine Verdoppelung der Wirkung erwarten. Neueste Erkenntnisse deuten darauf hin, daß viele der von den Ölen ausgelösten Prozesse über sogenannte Rezeptormechanismen ablaufen, d. h. gewisse Wirkstoffe lagern sich an Rezeptoren in den Zellen an und bewirken dort biologische Veränderungen. Die in Studien ermittelte optimale Dosierung von nur einem Tropfen pro Anwendung und die Erkenntnis, daß sich durch eine Erhöhung der Konzentration die Wirkung offensichtlich nicht steigern läßt, deuten Wissenschaftler als ein Indiz für die Rezeptorwirkung der Öle: Sind erst einmal alle Rezeptoren belegt, kann man mit einer Dosissteigerung keine weitere Wirkung erzielen.

● Im übrigen handelt sich bei den hier angegebenen ätherischen Ölen fast ausschließlich um Stoffe, die ohnehin beim Kochen und Backen verwendet werden.

Anis

Sein Hauptwirkstoff Anethol bestimmt die Wirkung des Anisöls. Es wird oft als besonders entspannend empfunden. Anisöl stabilisiert Herzschlag und Atmung durch seine ausgleichende Wirkung auf das autonome Nervensystem. Da Verdauungsbeschwerden oft eine Folge von Unstimmigkeiten im autonomen Nervensystem sind, wirkt Anisöl oft verblüffend spürbar und schnell.

Basilikum

Basilikumöl ist in seiner Zusammensetzung dem Estragonöl sehr ähnlich und enthält ebenfalls hohe Anteile des Phenylpropans Methylchavicol. Anders als das Estragonöl zeichnet sich Basilikumöl je nach Erzeugerland aber darüber hinaus durch eine breite Variation in seiner übrigen Zusammensetzung aus. Aus manchen Erzeugerregionen (z. B. Nepal oder Tansania) stammen Basilikumöle, bei denen der Methylchavicolgehalt nur bei 30 % liegt, dafür enthalten sie mehr von dem Terpenalkohol Linalol, der ebenfalls antiseptisch wirkt. Solche Öle tragen außerdem einen frischeren und »grüneren« Duft.

Basilikumöl hilft wie Estragonöl dem vegetativen Nervensystem auf die Sprünge und wirkt krampflösend. Darüber hinaus aktiviert es die geistigen Kräfte und fördert, am Abend angewendet, einen tiefen Schlaf.

Estragon

Die Wirkung des Estragonöls auf das Verdauungssystem beruht in erster Linie auf dem Ausgleich einer streß-bedingten Unausgeglichenheit zwischen sympathischem und parasympathischem Nervensystem, zwischen Anspannung (sympathisch) und Entspannung (parasympathisch) im vegetativen Nervensystem. Solche Ungleichgewichte sind sehr häufig die Ursachen von Verdauungsbeschwerden. Estragonöl ist daher eines der effektivsten Mittel, ein gestörtes Verdauungssystem wieder zu einer normalen Funktion zu bringen.

Estragonöl besteht bis zu 80 % aus Methylchavicol, einer pharmakologisch sehr wirksamen Substanz (Phenylpropan), die stark krampflösend wirkt. Deshalb genügen schon kleine Mengen von Estragonöl, um eine deutliche Wirkung zu erzielen.

Kardamom

Das Kardamomöl ist ein exotischer Vertreter unter jenen Ölen, die sich besonders für die Stärkung des Verdauungssystems eignen. Wie auch die anderen Öle in dieser Gruppe wirkt es krampflösend und anregend auf das Verdauungssystem und aufgrund seines Gehalts an Terpenalkoholen auch antimikrobiell.

Koriander

Koriander zeichnet sich (ähnlich wie Kardamom) durch einen hohen Gehalt an Terpenalkoholen, in diesem Fall dem Linalol, aus. Diese Substanz verleiht dem Korianderöl eine starke antibakterielle Wirkung, die noch durch krampflösende und anregende Eigenschaften verstärkt wird.

Lorbeeröl

Lorbeer ist ein klassisches Gewürz in der Küche vieler Kulturen und wegen seiner antiseptischen Wirkung geschätzt, die sich mit einer krampflösenden und verdauungsanregenden Wirkung verbindet (wie bei vielen anderen Ölen in dieser Gruppe). Beim Lorbeeröl treten diese Wirkungen verstärkt auf, d. h. Lorbeeröl wirkt generell stärker antiseptisch und daher z. B. Fäulnis- oder Gärungsprozessen im Verdauungstrakt stärker entgegen als viele andere Öle.

Oregano

Das Öl des Oreganos wirkt wie auch das Zimtöl gegen schädliche Bakterien im Darm, die zu Durchfallsymptomen führen können. Wissenschaftlichen Untersuchungen zufolge werden andererseits durch Oregano die für die Verdauung benötigten Bakterien nicht in Mitleidenschaft gezogen, da sie in der Lage sind, die Wirkstoffe dieses Öls zu verarbeiten.

Pfefferminz

Pfefferminzöl stimuliert die Leberfunktion. Es fördert die Ausscheidung von Stoffwechselprodukten und hat eine positive Wirkung auf den Immunstatus.

Rosmarin

Der verdauungsfördernde Rosmarin findet gerade in der mediterranen Küche häufig Verwendung. Rosmarin hilft insbesondere, eine leicht gestörte Leberfunktion (also die Verarbeitung der Nährstoffe) zu normalisieren. Im besonderen gilt dies für Rosmarinus officinalis typ verbenon, der sich wegen seiner guten Verträglichkeit für die innere Anwendung besonders gut eignet.

Salbei

Die Anwendung von Salbeiöl ist weniger verbreitet, vermutlich, weil es wegen seines hohen Gehalts an Ketonen (können in hohen Dosen toxisch wirken) in der Aromatherapie eher sparsam verwendet wird und daher die Behandlungserfolge nicht so repräsentativ sind. Generell kann man aus der allgemeinen Charakteristik des Salbeiöls aber schließen, daß sein Hauptwirkungsbereich die Unterstützung eines geschwächten Stoffwechsels bzw. Organismus ist.

Strohblume

Das Öl der Strohblume wird in der Aromatherapie hauptsächlich für die Hautregeneration und allgemeine Hautpflege verwendet. Darüber hinaus hat es aber auch eine deutlich anregende Wirkung auf die Leber und wird von französischen Aromatherapeuten empfohlen, wenn es z. B. gilt, nach opulenter Tafel einem überforderten Verdauungssystem wieder auf die Sprünge zu helfen.

Thymian

Auch Thymianöl wirkt verdauungsanregend. Gegenüber dem Rosmarinöl aber hat das klassische Thymianöl typ thymol den Nachteil, daß es wesentlich aggressiver ist und bei der äußerlichen Anwendung auf der Haut zu Hautirritationen und einem brennenden Gefühl führen kann. Insbesondere bei der inneren Anwendung von Thymianöl sollte man die ab Seite 27 beschriebenen Varianten der oralen Einnahme berücksichtigen.

Wacholder

Wacholder wird traditionell wegen seiner ableitenden und diuretischen (harntreibenden) Wirkung geschätzt. Auch in der Aromatherapie nützt man die Fähigkeiten des Wacholderöls, um Entgiftungsvorgänge anzuregen. Allerdings ist bei diesem Öl darauf zu achten, daß es nicht – weder für sich alleine noch in Mischungen – über längere Zeiträume verwendet wird, d. h. maximal ein bis zwei Wochen lang, um potentiellen Schädigungen des Nierengewebes vorzubeugen.

Zimtrinde

Das Öl der Zimtrinde wirkt antiseptisch, also Fäulnis- und Zersetzungsprozessen im Verdauungstrakt entgegen, die zu unangenehmen Blähungen führen, und etabliert eine ausgeglichene Darmflora, die für eine intakte Verdauung ausschlaggebend ist. Gerade Durchfall-erkrankungen beruhen oft auf einer gestörten Arbeit der Darmbakterien.

Zypresse

Zypressenöl beugt Verstopfung, allgemein Stagnationen, vor und reguliert die Stoffwechselfunktionen. Es hat aufgrund dessen eine stimulierende Wirkung auf den Verdauungstrakt und hilft beispielsweise bei Völlegefühl.

Verdauungsbeschwerden

Träge Verdauung, Verstopfung

Eine verzögerte Entleerung des Darms beruht meist auf einer Störung der Darmmotorik aufgrund einer ballaststoffarmen Ernährung und zu wenig Bewegung oder auch Streß. Ebenso können ein veränderter Defäkationsrhythmus (z. B. auf Reisen), eine Schwangerschaft, Verwachsungen im Darm (z. B. Polypen), verschiedene Erkrankungen oder die Einnahme mancher Medikamente eine verlangsamte Verdauung mit sich bringen. Eine ausgeprägte Verstopfung geht häufig mit unangenehmen Blähungen oder sogar Krämpfen einher.

Äußerliche Anwendung

Ätherische Öle haben nur eine milde abführende Wirkung. Wer dennoch einen Versuch unternehmen will, sollte mit folgender Strategie vorgehen:

5 ml Basilikumöl
50 ml Sesamöl

Hinweis

Im Anfangsstadium (am ersten Tag) können die folgenden Behandlungen durchaus alle 1-2 Stunden wiederholt werden. Grundsätzlich wird man in den folgenden Tagen mit 3 Anwendungen pro Tag auskommen, wobei aber auch öfteres Einreiben durchaus möglich ist, wenn der persönliche Heilungsprozeß damit beschleunigt wird.

Generell gilt jedoch wie bei allen Aromatherapie-Behandlungen, daß spätestens nach 48 Stunden eine deutliche Besserung zu bemerken sein sollte. Ist dies nicht der Fall, sollte die Behandlung abgesetzt und ärztlicher Rat eingeholt werden. Bewährt sich die Behandlung, kann sie bis zum Verschwinden der akuten Symptome fortgeführt werden.

Man verreibt 3mal täglich ca. 2 ml der Mischung über dem unteren Ende der Wirbelsäule (Steißbein).

Innere Anwendung

3 ml Estragon
1 ml Inula graveolens

1-2 Tropfen der Mischung 3mal täglich mit einem Teelöffel Honig oder auch Speiseöl einnehmen

Innere Anwendung: Alternative

Um eine träge Verdauung anzuregen und wenn Streßsymptome offensichtlich keine Rolle spielen, empfiehlt sich

1 Tr. Rosmarin vor den Mahlzeiten
(evtl. in einem Trägerstoff wie Speiseöl oder Honig)
oder
1 Tr. Kardamom vor den Mahlzeiten
(evtl. in einem Trägerstoff wie Speiseöl oder Honig)

Zur Anregung der Verdauung

1 ml Zypresse
1 ml Rosmarin verbenon
0,5 ml Pfefferminz
0,5 ml Anis

Man bereitet sich aus 1 ml dieser Mischung und 9 ml 60%igem Alkohol oder Emulgator eine Stammlösung und nimmt davon vor den Mahlzeiten ca. 5 Tropfen in einem Glas Wasser zu sich.

Zur Anregung der Verdauung: krampflösend

1 ml Rosmarin verbenon
1 ml Basilikum
0,5 ml Pfefferminz
1 ml Anis

Man bereitet sich aus 1 ml dieser Mischung und 9 ml 60%igem Alkohol oder Emulgator eine Stammlösung und nimmt davon vor den Mahlzeiten ca. 5 Tropfen in einem Glas Wasser zu sich.

Zur Anregung der Verdauung: entgiftend

1 ml Rosmarin verbenon
1 ml Thymian typ thymol
1 ml Koriander
1 ml Lorbeer

Man bereitet sich aus 1 ml dieser Mischung und 9 ml 60%igem Alkohol oder Emulgator eine Stammlösung und nimmt davon vor den Mahlzeiten ca. 5 Tropfen in einem Glas Wasser zu sich.

Streßbedingte Verdauungsbeschwerden

Eine nervöse Anspannung vor wichtigen Ereignissen oder andere, anhaltende Streßsituationen können sowohl Durchfallerscheinungen als auch Verstopfung zur Folge haben.

Innere Anwendung

Gegen streßbedingte Verdauungsbeschwerden eignen sich Öle, die ausgleichend auf das Nervensystem im Verdauungstrakt, also das vegetative Nervensystem, einwirken.

1 Tr. Estragon oder
1 Tr. Basilikum oder
1 Tr. Oregano
(evtl. in einem Trägerstoff wie Speiseöl oder Honig)

Das Oreganoöl nimmt eine Zwischenstellung ein: Es wirkt sowohl antiseptisch wie auch entspannend.

Stärkung bei Verdauungsbeschwerden

Anhaltende Verdauungsbeschwerden führen häufig zu weiteren Beeinträchtigungen des Organismus, z. B. Kopfschmerzen, Herz-Kreislauf-Beschwerden, Stoffwechselstörungen usw. Schon nach einem zu »schweren«, zu fett- und eiweißreichen Mahl melden sich bald ein unangenehmes Völlegefühl und eventuell sogar Kreislaufstörungen.

Völlegefühl

1 ml Rosmarin verbenon
1 ml Strohblume
1 ml Zypresse
1 ml Estragon

Man bereitet sich aus 1 ml dieser Mischung und 9 ml 60%igem Alkohol oder Emulgator eine Stammlösung und nimmt davon vor den Mahlzeiten ca. 5 Tropfen in einem Glas Wasser zu sich.

Völlegefühl: Alternative

1 ml Salbei
1,5 ml Zypresse
1,5 ml Rosmarin verbenon

Man bereitet sich aus 1 ml dieser Mischung und 9 ml 60%igem Alkohol oder Emulgator eine Stammlösung und nimmt davon vor den Mahlzeiten ca. 5 Tropfen in einem Glas Wasser zu sich.

Bakterielle Infektionen des Verdauungssystems

Bakterielle Infektionen des Verdauungssystems kommen heute in Industrieländern nur noch relativ selten vor, was auf die allgemein hygienischen Verhältnisse und die strenge Kontrolle der Nahrungsmittel zurückzuführen ist. Wenn sie trotzdem auftreten, können sie einen sehr unangenehmen, heftigen akuten Verlauf und dann Übelkeit, Fieber und schweren Durchfall hervorrufen.

Hinweis
Ist spätestens 48 Stunden nach Beginn der Behandlung keine deutliche Besserung festzustellen, sollte die Anwendung abgesetzt und ärztlicher Rat eingeholt werden (vgl. Seite 66).

In diesen Fällen eignen sich besonders das Zimtrindenöl oder das Zimtblätteröl. Zimtöl sollte äußerlich aber nur mit Vorsicht angewendet werden. Zur wirkungsvollen Behandlung von bakteriell bedingten Darmproblemen eignet es sich jedoch ausgesprochen gut, da es für den Verdauungstrakt bestens verträglich ist und gegen die krankheitserregenden Bakterien stark wirksam ist.

Der Vorbeugung vieler Darmprobleme dient insbesondere eine ausgewogene und ballaststoffreiche Ernährung. Allerdings wird die Verdauung und auch das Immunsystem maßgeblich durch unsere Darmflora, die Darmbakterien, stabilisiert. Insbesondere manche Milchsäurebakterien, die heute in Form von unterschiedlichen, sogenannten probiotischen Lebensmitteln, vor allem Milchprodukten, angeboten werden, haben einen nachweislich positiven Einfluß auf das Immunsystem und können leichte Infektionen mit »bösen« Bakterien bereits im Vorfeld aufgrund ihrer »antibiotischen Wirkung« abfangen. Auch die durchfallverhindernde oder -mindernde Wirkung ist mittlerweile durch wissenschaftliche Studien belegt (vgl. Pütz/Norten: *Hobbythek – Darm & Po*, Köln 1997).

Innere Anwendung gegen Durchfall bei Darminfektion

1 ml Zimtrinde
1 ml Oregano

Man bereitet sich aus 1 ml dieser Mischung und 9 ml eines Emulgators (z. B. LV 41) eine Stammlösung und nimmt davon vor den Mahlzeiten ca. 5 Tropfen in einem Glas Wasser ein. Auf Reisen kann man sich auch damit behelfen, mehrmals täglich (3-5mal) einen Tropfen der Mischung auf einem Löffel Zucker einzunehmen.

Fäulnis im Darm, Blähungen

Darmfäulnis hat in der Regel unangenehme Blähungen zur Folge, die auf ein zu langes Verweilen des Nahrungsbreis im Darm zurückgehen: Bakterien, die mit der Nahrung die Passage durch den Magen überlebt haben, können sich jetzt vermehren und die Nahrung auf ihre Art, häufig mit übler Gasentwicklung, zersetzen.

Innere Anwendung gegen Blähungen

1 ml Lorbeer
1 ml Zimtrinde
1 ml Wacholder

Man bereitet sich aus 1 ml dieser Mischung und 9 ml 60%igem Alkohol oder Emulgator eine Stammlösung und nimmt davon vor den Mahlzeiten ca. 5 Tropfen in einem Glas Wasser ein.

Übelkeit, Reisekrankheit

1 Tr. Pfefferminz

Wenn sich bei der Fahrt über kurvige Paßstraßen Übelkeit einstellt, kann man etwas Pfefferminzöl im Auto versprühen, so daß die Insassen es einatmen können. Reicht diese äußere Anwendung nicht aus, kann ein Tropfen des Pfefferminzöls mit etwas Zucker und Wasser oder auch pur eingenommen werden.

Achtung: Kinder unter zweieinhalb Jahren dürfen Pfefferminzöl weder einnehmen, noch darf es auf ihrer Haut angewendet werden, da die stark kühlenden und stimulierenden Effekte des Pfefferminzöls zu unerwünschten Reaktionen führen können.

Störungen des Allgemeinbefindens

In den vorangegangenen Kapiteln wurden die
verschiedenen Symptome körperlicher Krankheiten oder Beschwerden und die Behandlungs-
möglichkeiten der Aromatherapie beschrieben.
Doch darüber hinaus gibt es eine Reihe von
Störungen des Allgemeinbefindens, die psycho-
somatischen Ursprungs sind, d. h. sich auf den
typischen Alltagsstreß zurückführen lassen.
Zu den Symptomen gehören unter anderem
in der Regel Nervosität, innere Unruhe, Angstzustände, fliegende Hitze, Kopfschmerzen,
Schweißausbrüche, Niedergeschlagenheit usw.

Störungen des Allgemeinbefindens

Dies sind Symptome, die auf ein Ungleichgewicht in der Funktion des vegetativen Nervensystems hinweisen: Dominiert die Sympathikus-Aktivität, zeigt sich eine erhöhte Erregbarkeit mit Schwitzen, Herzjagen etc.; herrscht die Parasympathikus-Aktivität vor, sind vor allem die inneren Organe betroffen (erhöhte Magen-Darm-Motorik, Reizung der Bronchien etc.); oder aber die Symptome der beiden Extreme wechseln sich schnell ab. Mit Hilfe ätherischer Öle läßt sich das Gleichgewicht des vegetativen Nervensystems wiederherstellen und kräftigen.

Die Konzentrationen der Massage- oder Hautöle sind niedrig gehalten, um das Einschlafen zu fördern und den Körper nicht noch zusätzlich anzuregen.

Die wichtigsten Öle

Ammi visnaga

Dieses Öl wirkt krampflösend und gefäßerweiternd, insbesondere im Bereich der Bronchien, Herzkranzgefäße und der ableitenden Harnwege. Deshalb wird es auch bei Asthma sowie bei Leber- und Nierenkoliken angewendet.

Angelika

Dieses Öl hat eine ausgesprochen beruhigende Wirkung, so daß es sich hervorragend als Einschlafhilfe eignet.

Anis

Anis wirkt krampflösend und stabilisierend; außerdem dämpft es Übererregung. Daneben hat es eine östrogenähnliche Wirkung, die bei Ausbleiben der Regel erfolgreich ist.

Estragon

Die im Estragonöl enthaltenen Cumarine machen dieses Öl zu einem der stärksten krampflösenden Öle der Aromatherapie, das besonders gegen Spannungen im Verdauungstrakt wirkt.

Inula graveolens

Bei nervösen Kreislaufstörungen (Schwächeanfälle, »Herzflattern«) hat Inula graveolens einen stabilisierenden und ausgleichenden Effekt.

Johanniskraut

Bei innerer Unruhe sollte man auch die Wirkung des Johanniskrauts nutzen. Johanniskraut gibt es als Auszug, in Tablettenform oder als Mazerat in fettem Öl im Handel. Da Johanniskraut im Sommer in der Natur an vielen Stellen leicht zu finden ist, kann man sich einen Johanniskrautauszug (aus den gelben Johanniskrautblüten) selbst herstellen, indem man die Johanniskrautblüten 14 Tage lang in 60%igem Alkohol stehen läßt.

Lavendel

Lavendelöl ist das »Allheilmittel« der Aromatherapie. Durch seinen hohen Gehalt an sowohl tonisierenden wie auch krampflösenden und ausgleichenden Komponenten ist dieses Öl mit am besten geeignet, bei verschiedensten »Unpäßlichkeiten« des Alltags unterstützend einzugreifen.

Majoran

Majoran ist ein weiteres traditionelles Küchengewürz. Es vereint wie viele andere Küchenkräuter das klassische Wirkungsduo von entspannender, krampflösender Wirkung mit antiseptischen Eigenschaften. Es wirkt nicht nur dem Verderben von Speisen entgegen, sondern der Verzehr damit gewürzter Speisen wirkt auch positiv auf den Genießer.

Mandarine

Dieses Öl ist wegen seines Gehalts an stickstoffreichen Anthranilsäureestern, die besonders stark krampflösend und entspannend wirken, und seines angenehmen, süßen Geruchs empfehlenswert für Kinder, die unter Streß, Nervosität und daraus resultierenden Schlafstörungen leiden. Zum Abend einen Tropfen auf ein Tuch geben und neben dem Bett plazieren. (Nicht aufs Kopfkissen geben, Mandarinenöl hinterläßt Flecken!)

Neroli

Das kostbare Öl der Bitterorangenblüte wirkt beruhigend und angstlösend, während des Schlafes ausgleichend auf Herz- und Atemaktivität.

Orange

Der Duft der Orange hebt die Stimmung und entspannt. Über einen längeren Zeitraum als Parfüm benutzt, hilft es gegen chronische Schlaflosigkeit.

Petitgrain

Dieses Öl stammt aus den Blättern des Bitterorangenbaumes. Sein hoher Estergehalt verleiht ihm eine stark beruhigende Wirkung. Gemischt mit Spikenarde hat es sich als besonders wirksam erwiesen.

Pfefferminz

Pfefferminz findet in der Aromatherapie viele unterschiedliche Anwendungen. Seine Affinität zum Verdauungstrakt ist besonders ausgeprägt, ist es doch erwiesenermaßen ein Mittel gegen das Colon irritable (Darmstörungen) und wirkt zuverlässig gegen Übelkeit.

Rosmarin typ campher

Rosmarin ist ebenfalls ein Küchenkraut, das sich vor allem in der Mittelmeerküche großer Beliebtheit erfreut. Es wirkt wie viele andere dieser Küchenkräuter dem Verderben der Speisen entgegen und außerdem anregend und ausgleichend auf den Verdauungstrakt.

Spikenarde

Dieses aus Nepal kommende Öl ist in Duft und Zusammensetzung dem Baldrianöl sehr ähnlich. Wie dieses ist auch Spikenardenöl eines der wirksamsten pflanzlichen Beruhigungsmittel.

Strohblume

Insbesondere die Sesquiterpene und Ester sind bei diesem Öl für die beruhigende und krampflösende Wirkung verantwortlich. Das breite Spektrum der Strohblume wird durch einen schnell einsetzenden und starken schmerzlindernden Effekt abgerundet.

Zitrone

Zitronenöl erfrischt, steigert die Konzentrationsfähigkeit und beruhigt. Es ist vielleicht das wirksamste Öl zur Desinfektion der Zimmerluft mit einem Diffusor.

Streßsymptome

Die erhöhte Ausschüttung von Adrenalin und Noradrenalin führt zu den typischen Streßsymptomen: Blutdrucksteigerung, Nervosität, starke Anspannung etc.,

Hinweis

Im Anfangsstadium (am ersten Tag) können die folgenden Behandlungen durchaus alle 1-2 Stunden wiederholt werden. Grundsätzlich wird man in den folgenden Tagen mit 3 Anwendungen pro Tag auskommen, wobei aber auch öfteres Einreiben durchaus möglich ist, wenn der persönliche Heilungsprozeß damit beschleunigt wird.
Generell gilt jedoch wie bei allen Aromatherapie-Behandlungen, daß spätestens nach 48 Stunden eine deutliche Besserung zu bemerken sein sollte. Ist dies nicht der Fall, sollte die Behandlung abgesetzt und ärztlicher Rat eingeholt werden. Bewährt sich die Behandlung, kann sie bis zum Verschwinden der akuten Symptome fortgeführt werden.

können unter anderem zu innerer Unruhe, Problemen beim Ein- oder Durchschlafen, gereiztem Magen, Herz-Kreislauf-Schwäche und Kopfschmerzen führen. Zu den verbreitetsten Streßfaktoren gehören sowohl Umwelteinflüsse wie auch seelische und körperliche Belastungen.

Beruhigendes Hautöl für den Abend

2 ml Eukalyptus citriodora
3 ml Lavendel
oder
0,5 ml Spikenarde
4,5 ml Lavendel

Man gibt 15 Tropfen der jeweiligen Mischung in 100 ml Basisöl und verreibt davon 3-5 ml auf Brust, Armen und Schläfen.

Innere Unruhe

1 ml Zitrone
1 ml Mandarine
1 ml Strohblume

Man nimmt entweder einen Tropfen der Mischung auf etwas Zucker zu sich. Oder man mischt die 3 ml der ätherischen Öle mit 10 ml 60%igem Alkohol oder 10 ml Emulgator und nimmt dann 5 Tropfen dieser Mischung in einem Glas Wasser zu sich.

Innere Unruhe: Alternative

1 ml Neroli
3 ml Mandarine
9 ml Orangenöl

Über Nacht in den Diffusor (auf schwacher Stufe) oder einige Tropfen auf das Kopfkissen geben (aber Vorsicht: Mandarinenöl hinterläßt Flecken!).

Bei Einschlafschwierigkeiten

3 Tr. Angelika

Man verreibt die drei Tropfen des Angelicaöls eine Stunde vor dem Zubettgehen über dem Sonnengeflecht auf dem Bauch und wiederholt dies nach 30 Minuten.

Bei Einschlafschwierigkeiten: Alternative

3 ml Lavendel
0,5 ml Neroli

Man verreibt drei Tropfen der Mischung eine Stunde vor dem Zubettgehen über dem sogenannten Sonnengeflecht (Solarplexus), einem wichtigen Nervengeflecht des vegetativen Nervensystems im Bauchbereich, und ein zweites Mal nach 30 Minuten.

Nervöser Magen

1 ml Estragon
1 ml Rosmarin verbenon
1 ml Majoran

Man nimmt einen Tropfen der Mischung auf etwas Zucker ein. Noch besser mischt man die 3 ml mit 10 ml 60%igem Alkohol oder 10ml Emulgator und nimmt 5 Tropfen der Mischung in einem Glas Wasser ein.

Bei Energiemangel: Stärkung der Nebenniere

1 ml Schwarzfichte
1 ml Pinie
20 ml Haselnußöl

Die Mischung morgens in der Nierengegend einmassieren.

Zur Anregung des Kreislaufs

3 ml Petitgrain
1 ml Strohblume

Man nimmt entweder einen Tropfen der Mischung auf etwas Zucker zu sich, oder man mischt die 4 ml Ölgemenge mit 10 ml 60%igem Alkohol oder 10 ml Emulgator und nimmt dann 5 Tropfen dieser Mischung in einem Glas Wasser zu sich.

Zur Anregung des Kreislaufs: Alternative

Rosmarin typ campher

Man nimmt entweder einen Tropfen des Öls auf etwas Zucker zu sich, oder man mischt 1 ml mit 10 ml 60%igem Alkohol oder 10 ml Emulgator und nimmt dann 5 Tropfen dieser Mischung in einem Glas Wasser ein.

Kopfschmerzen

1 ml Pfefferminz
7 ml Alkohol (40-60 %, auch Schnaps oder Franzbranntwein)

Tragen Sie diese ca. 15%ige Lösung aus Pfefferminzöl und Alkohol großflächig auf Schläfen, Stirn, Nacken und Schultern auf.

Neuesten Studien zufolge hat dies bei vielen Menschen die gleiche Wirkung wie konventionelle Schmerzmittel. Doch bei Kopfschmerzen bestimmt eine starke individuelle Komponente den Erfolg einer Behandlung mit Ölen. So gibt es auch viele Menschen, die auf eine 15%ige Mischung aus Rose und Melisse schwören.

Störungen des Allgemeinbefindens

Die Grundtemperamente

Bezüglich der menschlichen Charaktere kann man vier »Grundtemperamente« unterscheiden, die auf bestimmte Öle oder Ölmischungen durchaus unterschiedlich reagieren. Die oben beschriebenen Mischungen können daher, je nach Temperament und Konstitution verschieden stark wirksam sein. So ist es sinnvoll, die Behandlungsvorschläge mit Duftmischungen, die auf die Konstitution des einzelnen Anwenders abgestimmt sind, zu ergänzen. Die Duftmischungen können entweder in der Duftlampe oder im Diffusor angewendet werden oder auch in einer Basis aus fettem Öl als Parfümöl.

Für **phlegmatische Typen** (oft hellhäutig, blaß; neigen zu Wasser im Gewebe und chronischen Krankheiten) eignet sich bevorzugt Bergamotte, eventuell in Kombination mit Angelica und ein wenig Jasmin.
Für den **nervösen Typ** (oft fahler Hauttyp, mager und sorgenvoll, dadurch gleichermaßen matt wie nervös; eher chronische Erkrankungen) eignen sich Neroli, Palmarosa und Lavendel, die sowohl stärken als auch beruhigen.
Für den eher **cholerischen Typ** (oft leicht gelbliche Haut und hager; aufbrausend, neigt zu akuten Erkrankungen) eignen sich Melisse, Strohblume und Eukalptus citriodora, die den aufbrausenden Charakter beruhigen.
Für den **sanguinen Typ** (oft rötliche Haut; jovial; wenn, dann akute Erkrankungen) eignen sich Geranium, Muskatellersalbei und Lorbeer.

Natürlich kann man diese Vorschläge ganz nach dem persönlichen Bedarf ergänzen und auf persönliche Vorlieben abstimmen. Um den wertvollen Duftcharakter mancher dieser Öle zur Geltung kommen zu lassen, verteilt man sie am besten in kleinen Mengen auf Schläfen, Puls und Sonnengeflecht (Bauch).

Bade- und Duschanwendungen

Die Zugabe von Ölen ins Badewasser gehört mit zu den besten Möglichkeiten, selber mit Aromatherapie zu experimentieren und eigene Duftkreationen auszuprobieren. Die Öle einfach mit dem Lösungsvermittler mischen und im Badewasser verteilen. Um sich einen größeren Vorrat anzulegen, kann man die angegebene Dosierung in Tropfen einfach in Millilitern (ml) abmessen und entsprechend vermengen.

Einschlafbad für den Abend
5 Tr. Lavendel
5 Tr. Spikenarde
5 Tr. Mandarinen-Petitgrain
5 Tr. LV 41
oder
5 Tr. Lavendel
5 Tr. Muskatellersalbei
3 Tr. Römische Kamille
5 Tr. LV 41

Entspannungsbad
5 Tr. Lavendel
5 Tr. Ylang Ylang
3 Tr. Rose
5 Tr. LV 41

Belebendes Bad
3 Tr. Zedernholz
3 Tr. Lorbeer
3 Tr. Rosmarin
5 Tr. LV 41

Dusche

Wie auch beim Bad kann man unter der Dusche eigene Rezepte ausprobieren (vgl. Seite 22). Die Öle mit einem Lösungsvermittler (LV 41) mischen bzw. pur auf der noch nassen Haut verteilen.

Belebende Morgendusche
5 Tr. Niaouli (MQV)
5 Tr. Lorbeer
1 Tr. LV 41

Entspannende Dusche
10 Tr. Lavendel
1 Tr. LV 41

Ganzheitliche Hauttherapie mit ätherischen Ölen

In der Aromatherapie werden ätherische Öle nicht in erster Linie für ein jugendliches Aussehen – wie im üblichen Sinn der Kosmetik – eingesetzt, sondern man verwendet die Öle wegen ihrer stimulierenden und regenerierenden Eigenschaften. Das Ergebnis ist nicht nur eine gesunde Haut, sondern – durch die Absorption der Öle über die Haut in den gesamten Organismus – vor allem eine positive Beeinflussung des Gesundheitszustandes und Wohlbefindens insgesamt.

Gesichtsöl für normale und Mischhaut

2 ml Speik-Lavendel
1 ml Neroli
2 ml Rosmarin verbenon
100 ml Haselnußöl

Gesichtsöl für trockene Haut

1 ml Niaouli
0,5 ml Rose
0,5 ml Lemongrass
1 ml Rosmarin verbenon
0,5 ml Salbei
100 ml Haselnuß

Gesichtsöl für fettige Haut und bei Akne

2 ml Rosmarin verbenon
2 ml Speik-Lavendel
2 ml Eukalyptus dives
100 ml Haselnußöl

Gesichtsöl für empfindliche Haut

1,5 ml Deutsche Kamille
2 ml Lavendel
1,5 ml Strohblume
100 ml Haselnußöl

Körperöl für trockene Haut

2 ml Lavendel
1 ml Deutsche Kamille
1 ml Geranium
1 ml Neroli
100 ml Haselnußöl

Störungen des Allgemeinbefindens

Venentonikum

1 ml Zedernholz
1 ml Zypresse
1 ml Zitrone
15 ml Haselnußöl

Die ätherischen Öle ins Haselnußöl einmischen und ca. 1 ml der Mischung 2mal täglich über den Blutgefäßen der Beine verteilen. Das läßt die blauen Äderchen in der Haut verblassen.

Register

(-)alpha-Bisabolol 54, 56
Achtung 23, 37, 45, 50, 69
Adrenalin 74
adstringierend 55, 59
akute Behandlung 52, 59
Aldehyde 16, 31, 43 f.
Allergien 24, 49-52
Allgemeinbefinden 71-78
Ammi visnaga 72
Anethol 16 f., 63
Angelika 72, 75
angstlösend 54, 73
Angstzustände 71
Anis 17, 63, 66, 72
anregend 64, 73
Anregung der Verdauung 66
Anspannung 74
Anthranilsäureester 73
antiallergisch 16, 50 f.
antibakteriell 16, 30, 64
antimikrobiell 33, 44, 64
antiseptisch 16, 33, 43, 54, 64 f., 73
antiviral 16, 30, 32, 43 ff.
Anwendung, äußere 22 f., 34 f.,
    45 ff., 52, 55, 57 ff., 66
- bevorzugte Körperbereiche u.
    Öle 23
Anwendung, innere 27, 34, 51, 66 ff.
Anwendungen über die Haut 22
Aromalampen 27 f.
Aromatherapie 7-10, 12 ff., 77
Asthma 24, 72
Asthmaspray 24
Atemwege 23, 29-40, 51
ätherische Öle 14 ff., 22, 62
- Hauptbestandteile 16 f.
- Eigenschaften 15, 18
- adstringierend 55, 59
- angstlösend 54, 73
- anregend 64, 73
- antiallergisch 16, 50 f.
- antibakteriell 16, 30, 64

- antimikrobiell 33, 44, 64
- antiseptisch 16, 33, 43, 54, 64 f., 73
- antiviral 16, 30, 32, 43 ff.
- aufbauend 44
- ausgleichend 16, 54, 67, 72 f.
- auswurffördernd 27, 30
- authentisch 18
- belebend 32, 76 f.
- beruhigend 72 ff.
- cineolhaltig 23
- desinfizierend 60
- diuretisch 65
- entgiftend 67
- entspannend 23, 54, 73
- entzündungshemmend 16, 33, 51,
    57, 60
- esterhaltig 23
- expektorierend 16, 27, 30
- fettlöslich 51
- fungizid 16
- genuin 18, 21
- harntreibend 65
- hautfreundlich 54
- hautreizend 16
- hormonähnlich 59
- im Badewasser 22
- in der Dusche 22
- immunstimulierend 16
- kortisonähnlich 16
- krampflösend 16, 23, 33, 43, 63 f.,
    67, 72 ff.
- lipophil 51
- mukolytisch (siehe auch schleim-
    lösend) 30
- neurotoxisch 16
- problematische 21
- psychosomatisch 71
- regenerierend 59, 77
- schleimlösend 16, 30, 33
- sedativ 16
- spasmolytisch (siehe auch krampf-
    lösend) 43

- stabilisierend 72
- stärkend 44, 54
- stimmungshebend 32
- stimulierend 16, 65, 77
- straffend 54
- terpenalkoholhaltig 23
- tonisierend 16, 73
- verdauungsanregend 23
- verdauungsfördernd 64
- wärmend 16
- zellregenerierend 16, 54
- zusammenziehend 55, 59
Atlaszeder 17
Atmung 63
aufbauend 44
Augen 51 f.
ausgleichend 16, 54, 67, 72 f.
äußere Anwendung 22 f., 34 f.,
    45 ff., 52, 55, 57 ff., 66
- bevorzugte Körperbereiche u.
    Öle 23
auswurffördernd 27, 30
authentische Öle 18
autonomes Nervensystem 62 f., 72

Baden 22, 37, 76
Baldrian 73
Basilikum 17, 63, 66 f.
Basiscreme HT 60
Bauch 23, 59, 73
Bauchspeicheldrüse 23, 33
Behandlung, akute 51, 59
Behandlung, heilende 59 f.
Beine 59
Beinwell 57
Belaiche, Paul 12
belebend 32, 76 f.
beruhigend 72 ff.
Beruhigungsmittel 73
Bindegewebe 57
Blähungen 65, 69
Blut 74

Bluterguß 57
Blutgefäße 59
Bohnenkraut 17, 21, 23, 30, 40
Bronchialspray 24
Bronchitis 23, 27, 30 f., 33, 42
Brust 23, 38
Brüste 59

Calophyllum inophyllum 43, 47 f.
Carvacrol 30, 32
Caryophyllen 17
Chamazulen 17, 54
Charaktere 76
cholerischer Typ 76
Cineol 17, 30, 32
cineolhaltig 23
Citral 17, 30, 44, 47
Citronellal 17
Citronellol 43
Citronellylacetat 17
Citrusöle 17, 21
Colon irritabe 73
Cumarine 72
Cuminal 17

Darm 22 f., 66 ff., 72
Darmflora 65, 68
Darminfektion 68
Darmstörung 73
Dehnungsstreifen 58 f.
Desinfektion 35, 55, 74
desinfizierend 60
Deutsche Kamille 17, 21, 54, 56,
   59 f., 77
Diffusor 27 f., 38, 74
Diketone 54
Diterpene 33
diuretisch 65
Dosierung 63
D-Panthenol 60

Durchfall 64, 67 f.
Duschen 22, 37, 40, 76 f.
Dystonie 62

Einnahme 40
Einreibungen 35 ff., 38 f.
Einschlafen 75 f.
Eisenkraut des kleinen Mannes 44
Emulgator 28
Energiemangel 75
Entgiftung 65 ff.
entspannend 23, 54, 73
Entspannung 74, 76
entzündungshemmend 16, 33, 51,
   57, 60
Ergänzungsbehandlung 40
Erkältung 32 f., 37
Ernährung 62, 68
Erregbarkeit 72
Ester 16, 43, 73 f.
esterhaltig 23
Estragol 16
Estragon 17, 64, 66 f., 72, 75
Eugenol 16 f.
Eukalyptol 30
Eukalyptus citriadora 17, 43, 47,
   57, 74
Eukalyptus dives 17, 30 f., 35, 38
Eukalyptus globulus 23, 31, 38,
   43, 47
Eukalyptus polybractea 17
Eukalyptus radiata 17, 23, 30,
   34 ff., 37 f.
expektorierend 16, 27, 30

fettlöslich 51
Fieberbläschen 45
Flaxöl 58 f.
fliegende Hitze 71
fungizid 16

Gallenblase 23
Gammaglobulin 42
Gelantinekapseln 28
Genitalherpes 44
genuine Öle 18, 21
Geranium 17, 43, 47, 77
Geranyltigiat 17
Geschlechtsorgane 47
Gesichtsöl 77
Gießformen 39
Grippe 23, 31 f., 42, 44
Grundtemperamente 76
Grüne Myrte 34, 36
Gürtelrose 32, 44

Hals 23, 39 f.
Hämorrhoiden 54, 60
Harndrang 33
harntreibend 65
Harnwege 72
Haselnuß 75, 77 f.
Haut 22, 43, 48, 52, 77 f.
Hautdehnungsstreifen 58 f.
hautfreundlich 54
Hautöl 74
hautreizend 16
Hautreizungen 54
Heildampf-Inhalator 25
heilende Behandlung 59 f.
Herbatherm 26
Herpes (Varicella) zoster 48
Herpes 42 f., 46, 48
Herpes simplex 46
Herz 63, 67, 72 ff.
Hinweis 34, 45, 51, 55, 57, 66, 74
Hitze, fliegende 71
Honig 28
hormonähnlich 59
Hüften 59
Husten 31 ff., 35
Hustenmittel 37 f.
Hydrosol 51 f.

Immunglobuline 35
immunstimulierend 16
Immunsystem 8 ff., 42, 46, 48 f.
Infektionen 23, 31, 54, 67
Influenza-Virus 45
Ingwer 17
Inhalation 24 ff., 34, 38 f.
Inhalator 24 ff.
innere Anwendung 27, 34, 51, 66 ff.
innere Unruhe 71, 74
Insektenstiche 54
Inula graveolens 17, 21, 38, 66, 72

Jasmin 58
Johanniskraut 48, 72

Kakaobutter 60
Kamille, Deutsche 17, 21, 54, 56,
   59 f., 77
Kamille, Marokkanische 17, 50 ff.
Kamille, Römische 17, 21, 23,
   43, 48, 76
Kardamom 64, 66
Katarrh 32, 35 f.
Kehlkopf 39
Keton 16, 32, 44, 54, 64
Kinder 22, 37, 44, 54, 56, 69, 73
Kohletablette 40
Kommerz und Gesundheit 21
Konservierungsmittel 60
Konzentrationsfähigkeit 74
Kopfkissen 26, 38
Kopfschmerzen 23, 44, 67, 71, 74 f.
Koriander 64, 67
Körperöl 77
kortisonähnlich 16
Kosmetik 77
Krämpfe 65
krampflösend 16, 23, 33, 43, 63 f.,
   67, 72 ff.
Kreislauf 67, 72, 74 f.

kriechender Ysop   17, 39, 45, 47
Kubeczka, K. H.   13
Küchenkräuter   27, 62
Kytta-Salbe   57

Lactone   16
Langzeitbehandlung   52
Laryngitis   39
Lavandulylacetat   17
Lavendel   17, 23, 37, 43 f., 47 f.,
    54 ff., 58, 73ff.
Lebensstil   62
Leber   22, 64 f., 72
Lemongrass   17, 23, 77
Limonen   17
Linalol   17, 43, 64
Linaloloxid   17
Linalylacetat   17, 43
lipophil   51
Lippia citriodora   17
Litsea cubeba   21, 43 f.
Lorbeer   21, 23, 31 f., 34, 37, 40,
    44 f., 67 ff., 76 f.
Lorbeeröl   64
Lösungsvermittler   28
Lunge   22 f.
LV 41   28, 33, 37, 76 f.
Lymphknoten   31, 34, 40, 45
Lymphsystem   33, 46, 55

Magen   22 f., 72, 74
Magen, nervöser   75
Majoran   73, 75
Mandarine   23, 73 f.
Mandarinen-Petitgrain   76
Marokkanische Kamille   17, 50 ff.
Massoia   21
Mastix   54, 59
May Chang   43, 47
Medikamente (siehe auch Pillen)
    13 f., 62, 65

Melaleuca quinquenervia viridiflora
    (MQV, siehe auch Niaouli)   32
Melisse   17, 23, 43, 47
Mengen   28, 63
Methylchavicol   17, 63 f.
Milchsäurebakterien   68
Milliliter   28
Molekulargewicht   18
Monoterpen-Alkohole   16
Monoterpene   16
Morgendusche   77
mukolytisch (siehe auch schleim-
    lösend)   30
Muskatellersalbei   17, 23, 76
Muskel   57
Muskulatur   22
Myrrhe   38
Myrte, Grüne   17, 23, 34, 36
Myrtenwasser   51 f.

Nacken   23
Nadelöle   21
Narben   53-60
Nebenhöhlen   23, 34 f.
Nebennieren   23
Nelke   17, 21, 23
Neroli   54, 58 f., 73 ff., 77
Nervensystem, autonomes (auch:
    vegetatives)   62 f., 72
Nerventonikum   44
nervöser Magen   75
nervöser Typ   76
Nervosität   71, 73 f.
neurotoxisch   16
Niaouli   17, 21, 32, 35 ff., 40, 50 f.,
    54, 59 f., 77
Niedergeschlagenheit   71
Nieren   23, 65, 72
Noradrenalin   74
Notfallversorgung   56

Oberkörper   38
Öle, ätherische   14 ff., 22, 62
 - Hauptbestandteile   16 f.
 - Eigenschaften   15-18
 - adstringierend   55, 59
 - angstlösend   54, 73
 - anregend   64, 73
 - antiallergisch   16, 50 f.
 - antibakteriell   16, 30, 64
 - antimikrobiell   33, 44, 64
 - antiseptisch   16, 33, 43, 54, 64 f., 73
 - antiviral   16, 30, 32, 43 ff.
 - aufbauend   44
 - ausgleichend   16, 54, 67, 72 f.
 - auswurffördernd   27, 30
 - authentisch   18
 - belebend   32, 76 f.
 - beruhigend   72 ff.
 - cineolhaltig   23
 - desinfizierend   60
 - diuretisch   65
 - entgiftend   67
 - entspannend   23, 54, 73
 - entzündungshemmend   16, 33, 51,
    57, 60
 - esterhaltig   23
 - expektorierend   16, 27, 30
 - fettlöslich   51
 - fungizid   16
 - genuin   18, 21
 - harntreibend   65
 - hautfreundlich   54
 - hautreizend   16
 - hormonähnlich   59
 - im Badewasser   22
 - in der Dusche   22
 - immunstimulierend   16
 - kortisonähnlich   16
 - krampflösend   16, 23, 33, 43,
    63 f., 67, 72 ff.
 - lipophil   51
 - mukolytisch (siehe auch schleim-
    lösend)   30

 - neurotoxisch   16
 - problematische   21
 - psychosomatisch   71
 - regenerierend   59, 77
 - schleimlösend   16, 30, 33
 - sedativ   16
 - spasmolytisch (siehe auch krampf-
    lösend)   43
 - stabilisierend   72
 - stärkend   44, 54
 - stimmungshebend   32
 - stimulierend   16, 65, 77
 - straffend   54
 - terpenalkoholhaltig   23
 - tonisierend   16, 73
 - verdauungsanregend   23
 - verdauungsfördernd   64
 - wärmend   16
 - zellregenerierend   16, 54
 - zusammenziehend   55, 59
Omega-3-Fettsäure   58
Orange   73 f.
Oregano   17, 21, 23, 30, 32, 39 f.,
    47, 64, 67 f.
Oxide   16

Papiertaschentuch   24
Paraben K   60
Parasympathikus   64, 72
Patchouli   17
Penis   47
Petitgrain   17, 73, 75
Pfefferminz   17, 23, 35, 37, 44,
    51, 64, 66, 69, 73, 75
Phagozytose   43, 48
Pharyngitis   39
Phenol   15 f., 30, 32
Phenylpropan   16, 63 f.
phlegmatische Typen   76
Pillen (siehe auch Medikamente)
    14 f.
Pilzerkrankung   43

Pinie 17, 38, 75
Pinus sylvestris 23
Prellungen 54
probiotische Lebensmittel 68
problematische Öle 21
psychosomatisch 71
Pütz-Methode 24, 38

Rachen 39
Raumluftdesinfektion 35
Ravensare aromatica 17, 23, 32, 34, 35 ff., 44 f., 47 f.
regenerierend 59, 77
Regulation 62
reizlindernd 51
Rezeptomechanismen 63
Rhinitis 23
Römische Kamille 17, 21, 23, 43, 48, 76
Rose 76 f.
Rosmarin 23, 31, 64 ff., 76
Rosmarin typ campher 73, 75
Rosmarin typ verbenon 23, 32 ff., 35, 38, 66 ff., 75, 77
Rücken 23

Salbei 35, 37, 44, 47, 65, 68, 77
sanguiner Typ 76
Sauna 31
Schafgarbe 17, 54, 57
Scheide 47
Schlaf 63, 72 ff.
Schläfen 23
Schlafstörungen 73
Schleimhäute 23, 38
schleimlösend 16, 30, 33
Schnupfen 23, 35 f.
Schwächeanfälle 72
Schwangere 22, 44
Schwangerschaftsstreifen 54
Schwarzfichte 17, 23, 75
Schweißausbrüche 71

Schwitzen 72
sedativ 16
Sehnenscheidenentzündung 54
Selbstmedikation 13
Sesam 52, 59, 66
Sesquiterpen-Alkohole 16
Sesquiterpene 16, 31, 33, 43, 54, 74
Sinnesorgane 23Sinusitis 23, 34
Sonnenbrand 54
Sonnengeflecht (Solarplexus) 23, 73
spasmolytisch (siehe auch krampf-lösend) 43
Speik-Lavendel 17, 36 ff., 77
Spezialbehandlung 47
Spikenarde 73 f., 76
Sportverletzungen 54
stabilisierend 72
Standardbehandlung 47 f.
stärkend 44, 54
Stärkung 34, 67
Stimmbänder 39
stimmungshebend 32
stimulierend 16, 65, 77
Stoffwechselschwäche 62
Stoffwechselstörung 67
Stoßbehandlung 35
straffend 54
Streß 67, 71, 73 ff.
Strohblume 17, 44, 47, 50 ff., 54 ff., 65, 67, 74 f., 77
Suppositorien 39
Sympathikus 64, 72

Teebaum 17, 23, 27, 33, 35, 37, 40, 42, 44, 47 f., 55, 60
Temperamente 76
Terpenalkohol 43, 54, 63 f.
terpenalkoholhaltig 23
Terpene 38, 40, 46
Terpinen-4-ol 17
Terpineol 17
Thorax (siehe auch Brust) 38
Thuja 17

Thujon 17, 44, 54
Thymian 17, 21, 23, 32 f., 37, 40, 65
Thymian typ linalol 17, 39
Thymian typ thujanol 17, 34, 36, 39
Thymian typ thymol 39, 67
Thymol 17, 32
tonisierend 16, 73
Tonsillitis 40
Trägersubstanz 63
Typen 76

Übelkeit 44, 67 f., 73
Ungleichgewicht 62 f.

Varicella zoster 48
vegetatives Nervensystem 62 f., 72
Venen 54 f.
Venentonikum 33, 78
Verbenon 17, 32
Verbrennungen 54
Verdauung 23, 27, 61-70
verdauungsanregend 23
verdauungsfördernd 64
Verdünnen 20 f.
Verletzungen 31, 53-60
Verstauchungen 54
Verstopfung 66 f.
Vetiver 17
Viren 42
Viruserkrankung 32, 41-48
Völlegefühl 65, 67
Vorbeugung 45, 59

Wachholder 65, 69
wärmend 16
Weihrauch 17
Weil, Andrew 14
Wintergrün 21
Wirbelsäule 23
Wismutgallat 60
Wunden 55 f.
Wundheilung 58

Ylang Ylang 17, 76
Ysop decumbens 17, 39, 45, 47

Zäpfchen 39
Zedernholz 76, 78
Zellgewebe 58
zellregenerierend 16, 54
Zellrezeptoren 62
Zimt 17, 21, 23, 68
Zimtaldehyd 16 f.
Zimtrinde 65, 69
Zinkoxyd 60
Zitrone 74, 78
Zitrusöl 23
Zucker 28
zusammenziehend 55, 59
Zypresse 17, 33, 38, 40, 55, 59, 65 ff., 78

Bezugsquellen

BIOSHOP, 53840 Troisdorf, Kölner Str. 36a, Tel. 02241-978091, Fax 02203-57307

*BRENNESSEL, 80799 München, Türkenstr. 60, Tel. 089-280303 ■ 85354 Freising, Untere Hauptstr. 45, Tel. 08161-41999.

*COLIMEX-ZENTRALE, 50996 Köln, Ringstr. 46, Tel. 0221-352072, Fax 0221-352071; Auslieferungsläden: 32312 Lübbecke, Lange Str. 1, Stern-Apotheke, Tel. 05741-7707, Fax 05741-310887 ■ 33102 Paderborn, Bahnhofstr. 18, St.-Christophorus-Drogerie, Tel. 05251-105213, Fax 05251-105252; 38300 Wolfenbüttel, Lange Herzogstr. 13, Tel. 05331-298370, Fax 05331-298570 ■ 40210 Düsseldorf, Immermannstr. 19, Proximed - Zentrum für Gesundheit GmbH, Tel. 0211-360422, Fax 0211-360425 ■ 41812 Erkelenz, P.-Rüttchen-Str. 13, KONTRA-Center, Tel. 02431-81071, Fax 02431-72674 ■ 42105 Wuppertal, Karlsplatz 3, Rathausgalerie, Tel./Fax 0202-443988 ■ 42853 Remscheid, Alleestr. 74, Allee-Center, Tel./Fax 02191-927963 ■ 48529 Nordhorn, Hauptstr. 47, Tel. 05921-721072, Fax 05921-721021 ■ 49785 Lingen/Ems, Lookenstr. 22-24, Multistore Lingen, Tel./Fax 0591-8040707 ■ 50171 Kerpen, Philipp-Schneider-Str. 2-6, Colimex im KHCenter, Tel./Fax 02237-922352 ■ 50226 Frechen, Hauptstr. 99-103, Marktpassage, Tel./Fax 02234-274770 ■ 50321 Brühl, Mühlenstr. 37, Tel./Fax 02232-47550 ■ 50354 Hürth, Theresienhöhe, EKZ-Hürth/Arkaden, Tel./Fax 02233-708538 ■ 50667 Köln, Brüderstr. 7, Rückseite Kaufhalle/Schildergasse, Tel./Fax 0221-2580862 ■ 50858 Köln-Weiden, Aachener Str. 1253, Rhein Center Köln-Weiden , Tel./Fax 02234-709266 ■ 51465 Bergisch Gladbach, Richard-Zanders-Str., Kaufhalle, Tel./Fax 02202-43103 ■ 51643 Gummersbach, Wilhelmstr. 7, Vollkorn Naturwarenhandel, Tel. 02261-64784 ■ 52062 Aachen, Peterstr. 10, Tel./Fax 0241-30327 ■ 52428 Jülich, Am Markt 2, Parfümerie am Markt, Tel. 02461-2580 ■ 53111 Bonn, Brüdergasse 4, Tel./Fax 0228-659698 ■ 53474 Bad Neuenahr, Kurgartenstr. 1, Tel. 02641-200051 ■ 53721 Siegburg, Am Brauhof 4, Tel./Fax 02241-591160 ■ 53797 Lohmar, Breidtersteegsmühle, Broich & Weber, Tel. 02246-4245, Fax 02246-16418 ■ 57462 Olpe, Bruchstr. 13, Valentin-Apotheke, Tel./Fax 02761-5190 ■ 58706 Menden, Bahnhofstr. 5, Windrad, Tel. 02373-390301, Fax 02373-390238 ■ 63450 Hanau, Fahrstr. 14, Hobbytee-Palic, Tel. 06181-256463 ■ 63739 Aschaffenburg, Steingasse 37, Colimex/Cleopatra, Tel./Fax 06021-26464 ■ 67482 Altdorf, Hauptstr. 78, Colimex/Naturkosmetik, Tel. 06327-97980, Fax 06327-960941 ■ 94032 Passau, Am Schanzl 10, Turm-Apotheke, Tel. 0851-33377, Fax 0851-32109 ■ 95444 Bayreuth, Maxstr. 16, Schloß-Apotheke, Tel. 0921-65767, Fax 0921-65777

*HEXENKÜCHE, 82152 Krailling, Luitpoldstr. 25, Tel. 089-8593135, Fax 089-8593136.

*HOBBY-KOSMETIK, 86150 Augsburg, Bahnhofstr. 6, Tel. 0821-155346, Fax 0821-513945 ■ 97618 Niederlauer bei Bad Neustadt/Saale, Lauertalmarkt Am Rück 1, Tel./Fax 09771-3094.

*JANSON GMBH, 76133 Karlsruhe, Kaiserpassage 16, Tel. 0721-26410, Fax 0721-27780

*KOSMETIK-BAZARE: Interessengemeinschaft der Kosmetik-Bazare e.V., 28203 Bremen, Ostertorsteinweg 25-26, Tel. 0421-701699, Fax 0421-75531 ■ 30159 Hannover, Knochenhauer Str. 6, Tel. 0511-326236, Fax 05137-94293 ■ 30890 Barsinghausen, Breite Str. 7, Tel./Fax 05105-60560 ■ 31582 Nienburg, Georgstr. 11, Tel. 05021-12825, Fax 05021-912242 ■ 31785 Hameln, Thiewall 4, Tel./Fax 05151-22576 ■ 32257 Bünde, Bahnhofstr. 31, Tel. 05223-5133, Fax 05232-71219 ■ 32756 Detmold, Paulinenstr. 9, Tel. 05231-39614, Fax 05231-39691 ■ 33615 Bielefeld, Arndtstr. 51, Tel. 0521-131008, Fax 05232-71219 ■ 34414 Warburg, Hauptstr. 46, Tel. 05641-2311, Fax 05641-60468 ■ 35037 Marburg, Augustinergasse, Tel. 06421-161363, Fax 0641-76450 ■ 35390 Gießen, Frankfurter Str. 1, Tel. 0641-76979, Fax 0641-76450 ■ 37671 Höxter, Am Markt 2a, Tel./Fax 05271-380095 ■ 45130 Essen, Alfredstr. 43, Tel./Fax 0201-796413 ■ 48143 Münster, Ludgeristr. 68, Tel. 0251-518505, Fax 0251-98918 ■ 48431 Rheine, Matthiasstr. 5, Tel. 05971-15421, Fax 05971-2170 ■ 53721 Siegburg, Holzgasse 47, Tel./Fax 02241-590942 ■ 58511 Lüdenscheid, Ringmauerstr. 5, Tel. 02351-179399, Fax 02351-179390 ■ 59555 Lippstadt, Blumenstr. 1, Tel. 02941-78466, Fax 02947-5276 ■ 63924 Kleinheubach, Dientzenhoferstr. 14, Tel./Fax 09371-68861 ■ 65183 Wiesbaden, Wagemannstr. 3, Tel. 0611-379370, Fax 06124-3329 ■ 67655 Kaiserslautern, Grüner Graben 3, Tel./Fax 0631-92527 ■ 73728 Esslingen, Küferstr. 37, Tel./Fax 0711-355605; 75172 Pforzheim, Bahnhofstr. 9, Tel. 07231-33254, Fax 07452-67025 ■ 97464 Oberwerrn, Bergstr. 7, Tel./Fax 09726-3319.

LA VITA, Die grüne Drogerie, 84028 Landshut, Isargestade 732, Tel./Fax 0871-24424

MARGOTS BIOECKE, 51143 Köln-Porz, Josefstr./Ladenzeile Busbahnhof, Tel. 02203-55242, Fax 02203-57307.

NATUR PUR, 06108 Halle, Kuhgasse 8, Tel. 0345-2032285.

*NATURWARENLADEN Löschner, 97447 Gerolzhofen, Weiße-Turm-Str. 1, Tel. 09382-4115, Fax 09382-5692.

*OMIKRON, 71032 Böblingen, Brunnenstr. 33, Tel. 07031-289082 ■ 74382 Neckarwestheim, Ländelstr. 32, Tel. 07133-17081 ■ 73635 Rudersberg-Schlechtbach, Bahnhofsplatz 41, Tel. 07183-8565.

*SPINNRAD GMBH/ZENTRALE, 45886 Gelsenkirchen, Am Bugapark 3a, Tel. 0209-17000-0, Tx. 824726 natur d, Fax 0209-17000-40 ■ Auslieferungsläden: 01239 Dresden-Nickern, Kaufpark, Dohnaer Str. 246, Tel. 0351-2882089 ■ 04104 Leipzig, DLZ, im Hauptbahnhof, Tel. 0351-9612205 ■ 04329 Leipzig-Paunsdorf, Paunsdorf Center, Tel. 0341-2518906 ■ 06254 Günthersdorf, Saale Park, Tel. 03463-820803 ■ 07545 Gera, Gera-Arcaden, Heinrichstr. 30 ■ 07743 Jena, Goethe Galerie, Goethestr., Tel. 03641-890906 ■ 09125 Chemnitz, Alt Chemnitz Center, Annabergerstr. 315, Tel. 0371-514226 ■ 10247 Berlin-Friedrichshain, Frankfurter Allee 53, Tel. 030-4276161 ■ 10405 Berlin-Prenzlauer Berg, Schönhauser Allee Arcaden (ab März 1999); 10719 Berlin-Wilmersdorf, Uhlandstr. 43-44, Tel. 030-8814848 ■ 10789 Berlin-Charlottenburg, Europacenter, Eingang Tauentzienstr., Tel. 030-2616106 ■ 12163 Berlin-Steglitz, Schloßstr. 1, Tel. 030-7911080 ■ 12351 Berlin-Gropiusstadt, Johannisthaler Chaussee 295, Tel. 030-6030462 ▪ 12555 Berlin-Köpenick, Bahnhofstr. 33-38, Tel. 030-6520008 ▪ 12619 Berlin-Hellersdorf, Spree-Center, Hellersdorferstr. 79-81, Tel. 030-5612081 ▪ 13055 Berlin-Hohenschönhausen, Allee-Center, Landsberger Allee 277, Tel. 030-97609436 ▪ 13357 Berlin-Wedding, Badstr. 5, Tel. 030-49308939 ▪ 15745 Wildau, A10 Center an der BAB 10, Nähe Mega Markt, Tel. 03375-5504696 ▪ 16303 Schwedt, Oder Center, Landgrabenpark 1, Tel. 03332-421942 ▪ 17033 Neubrandenburg, Marktplatz Center, Marktplatz 2, Tel. 0395-5823511 ▪ 18055 Rostock, Rostocker Hof/Kröpeliner Str., Tel. 0381-4923281 ▪ 19053 Schwerin, Schloßpark-Center, Am Marienplatz, Tel. 0385-5812255 ▪ 20146 Hamburg-Rotherbaum, Grindelallee 42, Tel. 040-4106096 ▪ 21073 Hamburg-Harburg, Lüneburger Str. 19, Tel. 040-76753177 ▪ 21335 Lüneburg, Grapengießer Str. 25, Tel. 04131-406427 ▪ 22083 Hamburg-Barmbek, EKZ, Hamburgerstr. 37 ▪ 22111 Hamburg-Billstedt, Billstedt-Center, Billstedter Platz 39, Tel. 040-73679808 ▪ 22143 Hamburg-Rahlstedt, Rahlstedt-Center, Fußgängerzone, Tel. 040-6779044 ▪ 22765 Hamburg-Ottensen, Mercado-Center, Ottenser Hauptstr. 8, Tel. 040-392310 ▪ 22850 Norderstedt-Garstedt, Herold-Center, Berliner Allee 38-44, Tel. 040-52883730 ▪ 22869 Schenefeld, Kiebitzweg 2/Industriestr., Tel. 040-83099081 ▪ 23552 Lübeck, Mühlenstr. 11, Tel. 0451-7063307 ▪ 24103 Kiel, Holstenstr. 34, Tel. 0431-978728 ▪ 24534 Neumünster, Großflecken 51-53, Tel. 04321-41633 ▪ 24937 Flensburg, Große Str. 3, Tel. 0461-13761 ▪ 25524 Itzehoe, Holstein-Center, Feldschmiedekamp 6, Tel. 04821-65106 ▪ 26122 Oldenburg, Achternstr. 22, Tel. 0441-25493 ▪ 26382 Wilhelmshaven, Nordseepassage, Bahnhofsplatz 1, Tel. 04421-455308 ▪ 26506 Norden, Neuer Weg 38, Tel. 04931-992859 ▪ 26789 Leer, EmsPark, Nüttermoorer Str. 2 ▪ 27568 Bremerhaven, Bürgermeister-Smid-Str. 53, Tel. 0471-44203 ▪ 27749 Delmenhorst, Lange Str. 96, Tel. 04221-129331 ▪ 28195 Bremen, Bremer Carré, Obernstr. 67, Tel. 0421-1691932 ▪ 28203 Bremen-Steintor, Ostertorsteinweg 42-43, Tel. 0421-3399043 ▪ 28259 Bremen-Huchting, Roland-Center, Alter Dorfweg 30-50, Tel. 0421-5798506 ▪ 30159 Hannover, Georgstr. 7, Tel. 0511-7000815 ▪ 30823 Garbsen, Havelser-/Berenbosteler Str., Tel. 05131-476253 ▪ 30853 Langenhagen, City-Center, Marktplatz 5, Tel. 0511-7242488 ▪ 30880 Laatzen, Leine EKZ, Tel. 0511-8236700 ▪ 31134 Hildesheim, Angoulemeplatz 2, Tel. 05121-57311 ▪ 31785 Hameln, Bäckerstr. 40, Tel. 05151-958606 ▪ 32052 Herford, Lübbestr. 12-20, Tel. 05221-529654 ▪ 32423 Minden, Bäckerstr. 72, Tel. 0571-87580 ▪ 32756 Detmold, Lange Str. 36, Tel. 05231-37695 ▪ 33098 Paderborn, EKZ/Königplatz 12, Tel. 05251-281759 ▪ 33330 Gütersloh, Münsterstr. 6, Tel. 05241-237071 ▪ 33602 Bielefeld, Marktpassage, Tel. 0521-66152 ▪ 34117 Kassel, Untere Königstr. 52, Tel. 0561-14339 ▪ 35390 Gießen, Kaplansgasse 2-4, Tel. 0641-792393 ▪ 35576 Wetzlar, Langgasse 39, Tel. 06441-46952 ▪ 36037 Fulda, Bahnhofstr. 4, Tel. 0661-240638 ▪ 37073 Göttingen, Gronerstr. 57/58, Tel. 0551-44700 ▪ 38100 Braunschweig, Sack 2, Tel. 0531-42032 ▪ 38226 Salzgitter-Lebenstedt, Fischzug 12, Tel. 05341-178729 ▪ 38440 Wolfsburg, Südkopfcenter, Tel. 05361-15004 ▪ 38640 Goslar, Kaiserpassage, Breite Str., Tel. 05321-43963 ▪ 39104 Magdeburg, City Carré,

Kantstr. 5a, Tel. 0391-5666740 ▪ 39326 Hermsdorf, EKZ Elbe Park, Tel. 039206-52207 ▪ 40212 Düsseldorf, Schadowstr. 80, Tel. 0211-357105 ▪ 40217 Düsseldorf-Friedrichstadt, Friedrichstr. 12, Tel. 0211-3859444 ▪ 40477 Düsseldorf-Derendorf, Nordstr. 79, Tel. 0211-4984725 ▪ 40721 Hilden, Bismarckpassage, Tel. 02103-581937 ▪ 40878 Ratingen, Obernstr. 29, Tel. 02102-993801 ▪ 41061 Mönchengladbach, Hindenburgstr. 173, Tel. 02161-22728 ▪ 41236 Mönchengladbach-Rheydt, Galerie am Marienplatz, Tel. 02166-619739 ▪ 41460 Neuss, Zollstr. 1-7, Ecke Oberstr., Tel. 02131-276708 ▪ 41539 Dormagen, Kölner Str. 98, Tel. 02133-49045 ▪ 41747 Viersen, Hauptstr. 85, Tel. 02162-350549 ▪ 42103 Wuppertal-Elberfeld, Herzogstr. 28, Tel. 0202-441281 ▪ 42275 Wuppertal-Barmen, Alter Markt 7, Tel. 0202-551753 ▪ 42551 Velbert, Friedrichstr. 168, Tel. 02051-52727 ▪ 42651 Solingen, Hauptstr. 28, Tel. 0212-204041 ▪ 42853 Remscheid, Alleestr. 30, Tel. 02191-420867 ▪ 44135 Dortmund, Bissenkamp 12-16, Tel. 0231-578936 ▪ 44532 Lünen, Lange Str. 32, Tel. 02306-258186 ▪ 44575 Castrop-Rauxel, EKZ Widumer Platz, Lönsstr., Tel. 02305-27215 ▪ 44623 Herne, Bahnhofstr. 45, Tel. 02323-53021 ▪ 44787 Bochum, Kortumstr. 33, Tel. 0234-66123 ▪ 44791 Bochum-Harpen, Ruhrpark Shoppingcenter, Tel. 0234-238516 ▪ 44801 Bochum-Querenburg, Uni Center, Querenburger Höhe 111, Tel. 0234-708678 ▪ 45127 Essen, Spinnrad Gesund & Lecker, Willi-Brandt-Platz 15, Tel. 0201-1769609 ▪ 45127 Essen, City Center, Porscheplatz 21, Tel. 0201-221295 ▪ 45276 Essen-Steele, Bochumer Str. 16, Tel. 0201-512104 ▪ 45329 Essen-Altenessen, EKZ Altenessen, Altenessener Str. 411, Tel. 0201-333617 ▪ 45468 Mülheim, Forum City, Hans-Böckler-Platz 10, Tel. 0208-34907 ▪ 45472 Mülheim-Heißen, Rhein-Ruhr-Zentrum, Tel. 0208-498192 ▪ 45525 Hattingen, Obermarkt 1, Tel. 02324-55691 ▪ 45657 Recklinghausen, Kunibertstr. 13, Tel. 02361-24194 ▪ 45699 Herten, Ewaldstr. 3-5 ▪ 45721 Haltern, Merschstr. 6, Tel. 02364-929351 ▪ 45768 Marl, EKZ Marler Stern, Obere Ladenstr. 68, Tel. 02365-56429 ▪ 45879 Gelsenkirchen, WEKA Kaufhaus, Bahnhofstr. 55-65 ▪ 45894 Gelsenkirchen-Buer, Horster Str. 4, Tel. 0209-398889 ▪ 45899 Gelsenkirchen-Horst, in der Spinnrad-Zentrale, Am Bugapark 3, Tel. 0209-17000680 ▪ 45964 Gladbeck, Hochstr. 29-31, Tel. 02043-21293 ▪ 46047 Oberhausen, Centro/Neue Mitte Oberhausen, Marktweg, Tel. 0208-21970 ▪ 46049 Oberhausen, Bero-Center 110, Tel. 0208-27065 ▪ 46236 Bottrop, Kirchplatz 4, Tel. 02041-684484 ▪ 46282 Dorsten, Recklinghäuserstr. 4, Tel. 02362-45748 ▪ 46397 Bocholt, Osterstr. 51, Tel. 02871-186024 ▪ 46483 Wesel, Hohe Str. 26, Tel. 0281-34794; 46535 Dinslaken, Neustr. 31-33, Tel. 02064-72328 ▪ 47051 Duisburg, Königstr. 42, Tel. 0203-284497 ▪ 47441 Moers, EKZ Neumarkt-Eck, Tel. 02841-23771 (ab Februar 1999: Steinstr. 31) ▪ 47798 Krefeld, Hansa Zentrum 42-43, Tel. 02151-395635 ▪ 47798 Krefeld, Neumarkt 2, Tel. 02151-22547 ▪ 48143 Münster, Ludgeristr. 114, Tel. 0251-42352 ▪ 48282 Emsdetten, EKZ Villa Nova, Bahnofstr. 2-8, Tel. 02572-88447 ▪ 48431 Rheine, Münsterstr. 6, Tel. 05971-13548 ▪ 48653 Coesfeld, Schüppenstr. 12, Tel. 02541-82747 ▪ 49074 Osnabrück, Große Str. 84-85, Tel. 0541-201373 ▪ 50667 Köln, Olivandenhof, Richmodstr. 10 ▪ 50678 Köln-Südstadt, Severinstr. 53, Tel. 0221-3100018 ▪ 50765 Köln-Chorweiler, City-

Center Chorweiler, Mailänder Passage 1, Tel. 0221-7088940 ▪ 50823 Köln-Ehrenfeld, Venloer Str. 336, Tel. 0221-5103342 ▪ 51065 Köln-Mülheim, Galerie Wiener Platz, Tel. 0221-6202754 ▪ 51373 Leverkusen, Hauptstr. 73, Tel. 0214-403131 ▪ 52062 Aachen, Adalbertstr. 110, Tel. 0241-20453 ▪ 52062 Aachen, Rethelstr. 3, Tel. 0241-25254 ▪ 52222 Stolberg, Rathausgalerie, Steinweg 83-89, Tel. 02402-21245 ▪ 52249 Eschweiler, Grabenstr. 66, Tel. 02403-15286 ▪ 52349 Düren, Josef-Schregel-Str. 48, Tel. 02421-10082 ▪ 53111 Bonn, Poststr. 4, Tel. 0228-636667 ▪ 53177 Bonn-Bad Godesberg, Theaterplatz 2, Tel. 0228-351075 ▪ 53757 St. Augustin, Huma EKZ, Rathausallee 16, Tel. 02241-27040 ▪ 53879 Euskirchen, Kino Center Galeria, Tel. 02251-782191 ▪ 54290 Trier, Fleischstr. 11, Tel. 0651-48237 ▪ 55116 Mainz, Kirschgarten 4, Tel. 06131-228141 ▪ 55116 Mainz, Lotharstr. 9, Tel. 06131-238373 ▪ 56068 Koblenz, Löhrstr. 16-20, Tel. 0261-14925 ▪ 56564 Neuwied, Langendorfer Str. 111, Tel. 02631-357661 ▪ 57072 Siegen, City-Galerie, Am Bahnhof ▪ 57072 Siegen, Marburger Str. 34, Tel. 0271-54540 ▪ 58095 Hagen, Elberfelder Str. 37, Tel. 02331-17438 ▪ 58239 Schwerte, Hüsingstr. 22-24, Tel. 02304-990293 ▪ 58452 Witten, Bahnhofstr. 38, Tel. 02302-275122 ▪ 58511 Lüdenscheid, EKZ Stern Center/Altenaer Str., Tel. 02351-22907; 58636 Iserlohn, Alter Rathausplatz 7, Tel. 02371-23296 ▪ 59065 Hamm, Bahnhofstr. 1c, Tel. 02381-20245 ▪ 59174 Kamen, Weststr. 16, Tel. 02307-235387 ▪ 59227 Ahlen, Oststr. 44, Tel. 02382-806677 ▪ 59555 Lippstadt, Lippe-Galerie, Kahlenstr./Langestr., Tel. 02941-58332 ▪ 60311 Frankfurt, Kaiserstr. 11, Tel. 069-291481 ▪ 60388 Frankfurt-Bergen-Enkheim, Borsigallee 26 ▪ 60439 Frankfurt-Nordweststadt, Nord West Zentrum, Tituscorsostr. 2b, Tel. 069-584800 ▪ 63065 Offenbach, Herrenstr. 37, Tel. 069-825648 ▪ 63739 Aschaffenburg, City-Galerie, Goldbacher Str. 2, Tel. 06021-12662 ▪ 64283 Darmstadt, Wilhelminenpassage, Tel. 06151-22078 ▪ 64283 Darmstadt, Wilhelminenstr. 2, Tel. 06151-294525 ▪ 65183 Wiesbaden, Mauritius Galerie, Tel. 0611-378166 ▪ 65793 Wiesbaden, Langgasse 12 ▪ 65549 Limburg, Bahnhofstr. 4, Tel. 06431-25766 ▪ 66111 Saarbrücken, Dudweilerstr. 12, Tel. 0681-3908994 ▪ 66111 Saarbrücken, Bahnhofstr. 20-30 ▪ 66424 Homburg/Saar, Saarpfalz Center, Talstr. 38a, Tel. 06841-5351 ▪ 67059 Ludwigshafen, Bismarckstr. 106, Tel. 0621-526664 ▪ 67547 Worms, Obermarkt 12, Tel. 06241-88642 ▪ 67655 Kaiserslautern, Pirmasenser Str. 8, Tel. 0631-696114 ▪ 68161 Mannheim, U 1, U 2, Fußgängerzone, Tel. 0621-1560425 ▪ 69115 Heidelberg, Das Carré, Rohrbacherstr. 6-8d, Tel. 06221-166825 ▪ 69117 Heidelberg, Hauptstr. 62 (ab 1999), ▪ 70173 Stuttgart, Lautenschlager Str. 3, Tel. 0711-291469 ▪ 70372 Stuttgart-Bad Cannstatt, Bahnhofstr. 1-5, Tel. 0711-562113 ▪ 71084 Böblingen, Kaufzentrum Sindelfinger Allee, Tel. 07031-233664 ▪ 71638 Ludwigsburg, Marstall-Center, Tel. 07141-902879 ▪ 72070 Tübingen, Kirchgasse 2, Tel. 07071-52571 ▪ 72764 Reutlingen, Metzgerstr. 4, Tel. 07121-320415 ▪ 73230 Kichheim/Teck, Stuttgarter Str. 2 ▪ 73430 Aalen, Marktplatz 20, Tel. 07361-66543 ▪ 73728 Esslingen, Roßmarkt 1, Tel. 0711-350199 ▪ 73733 Esslingen-Weil, Neckar-Center, Weilstr. 227, Tel. 0711-386905 ▪ 74072 Heilbronn, Sülmerstr. 34, Tel. 07131-962138 ▪ 75172 Pforzheim, Bahnhofstr. 10, Tel. 07231-353071 ▪

76133 Karlsruhe, Kaiserstr. 170, Tel. 0721-24845 ▪ 76829 Landau, Rathausplatz 10, Tel. 06341-85818 ▪ 77652 Offenburg, Steinstr. 28, Tel. 0781-1665 ▪ 78050 Villingen-Schwenningen, Niedere Str. 37, Tel. 07721-32575 ▪ 78224 Singen, Scheffelstr. 9, Tel. 07731-68642 ▪ 78462 Konstanz, Hussenstr. 24, Tel. 07531-15329 ▪ 78532 Tuttlingen, Hecht Carré, Königstr. 2, Tel. 07461-76961 ▪ 79098 Freiburg, Rathausgasse 17, Tel. 0761-381213 ▪ 80331 München, Asamhof, Sendlinger Str. 66, Tel. 089-264159 ▪ 80797 München-Nordbad, Schleißheimer Str. 100, Tel. 089-1238685 ▪ 83022 Rosenheim, Stadtcenter, Kufsteiner Str. 7, Tel. 08031-33536 ▪ 83278 Traunstein, Maxstr. 33, Tel. 0861-69506 ▪ 83395 Freilassing, Hauptstr. 29, Tel. 08654-478777 ▪ 85057 Ingolstadt, West Park, Tel. 08411-87822 ▪ 86150 Augsburg, Viktoriapassage, Tel. 0821-155482 ▪ 87435 Kempten, Fischersteige 4, Tel. 0831-24503 ▪ 88212 Ravensburg, Eisenbahnstr. 8, Tel. 0751-14489 ▪ 89077 Ulm-Weststadt, Blautal Center, Blaubeurer Str. 95, Tel. 0731-9314111 ▪ 89231 Neu-Ulm, Mutschler Center, Borsigstr. 15, Tel. 0731-723023 ▪ 90402 Nürnberg, Grand Bazar, Karolinenstr. 45, Tel. 0911-232533 ▪ 90402 Nürnberg, Pfannenschmidsgasse 1, Tel. 0911-2448834 ▪ 90473 Nürnberg-Langwasser, Franken-Center, Glogauer Str. 30-38 ▪ 90762 Fürth, City Center, Alexander Str. 11, Tel. 0911-773663 ▪ 91054 Erlangen, Hauptstr. 46, Tel. 09131-201043 ▪ 91126 Schwabach, Königstr. 2, Tel. 09122-16849 ▪ 93047 Regensburg, Maximilianstr. 14, Tel. 0941-51150 ▪ 94469 Deggendorf, Degg's Einkaufspassage, Hans-Krämer-Str. 31, Tel. 0991-3790052 ▪ 95028 Hof, Ludwigstr. 47, Tel. 09281-3641 ▪ 96052 Bamberg, EKZ Atrium, Ludwigstr. 2, Tel. 0951-202588 ▪ 96450 Coburg, Steinweg 24, Tel. 09561-99414 ▪ 97070 Würzburg, Kaiserstr. 16, Tel. 0931-15608 ▪ 98527 Suhl, Lauterbogen-Center ▪ 99085 Erfurt-Nord, Thüringen Park, Tel. 0361-7462048.

SYLVI'S NATURLADEN, 88489 Wain, Obere Dorfstr. 37, Tel. 07353-1465.

In der Schweiz:
DROGERIE LEHNER, CH-3097 Liebefeld, Kirchstr. 15, Tel. 0041-31-9714612, Fax 0041-31-9725309.
*INTERWEGA Handels AG, CH-8863 Buttikon, Postfach 125, Tel. 0041-55-4441854, Fax 0041-55-4442477.

Die mit * gekennzeichneten Firmen betreiben auch Versandhandel.
Einige Substanzen erhalten Sie auch in Reformhäusern, Drogerien, Apotheken, Bioläden und Lebensmittelläden. Vergleichen Sie die Preise!

Hinweis:
Autoren und Verlag bemühen sich, in diesem Verzeichnis nur Firmen zu nennen, die hinsichtlich der Substanzen und Preise zuverlässig und günstig sind. Trotzdem kann eine Gewährleistung von Autoren und Verlag nicht übernommen werden. Irgendwelche Formen von gesellschaftsrechtlicher Verbindung, Beteiligung und/oder Abhängigkeit zwischen Autoren und Verlag einerseits und den hier aufgeführten Firmen andererseits existieren nicht.

Kurt Schnaubelt   Herausgegeben von Jean Pütz

Neue Aromatherapie

Gesundheit und Wohlbefinden durch ätherische Öle

Ganzheitliche Heilmethoden finden heute immer mehr Anklang gegenüber den
oft sehr einseitigen Methoden der klassischen Schulmedizin. Eine dieser sanfteren
und umfassenderen Therapieformen ist die Aromatherapie.
In diesem Buch werden erstmals die einzelnen Bestandteile aller wichtigen
ätherischen Öle aufgeführt und ihre jeweiligen Wirkungen auf den menschlichen
Körper beschrieben. Dadurch werden Heilprozesse nachvollziehbar, Öle können
gezielt angewendet werden. Anschaulich und übersichtlich erfährt der Leser
außerdem alles Wesentliche über Anwendung, Qualitätsmerkmale und Auswahl-
kritereien ätherischer Öle. Mit zahlreichen, von praktizierenden Ärzten erprobten
Rezepten.

vgs verlagsgesellschaft Köln

Jean Pütz und Dr. med. Walter Boehres

Tausendsassa Teebaumöl

Tips und Rezepte für die Hausapotheke

Das australische Teebaumöl ist ein Alleskönner: Ob Bakterien, Viren, Pilze oder Ungeziefer – allen macht es den Garaus, heilt Verbrennungen, Blutergüsse und Wunden.

Jean Pütz stellte 1994 die wundersame Wirkung des Teebaumöls in der Hobbythek erstmals in Deutschland vor und verfaßte nun zusammen mit dem Arzt Dr. med. Walter Boehres, der sich seit vielen Jahren mit dem vielseitigen Heilmittel beschäftigt, diesen praktischen Ratgeber: Die Autoren zeigen die Vielfalt der Anwendungsmöglichkeiten anhand zahlreicher Anleitungen und Rezepte. Außerdem werden die wichtigsten Inhaltsstoffe und ihre Wirkungen auf der Grundlage pharmakologischer Tests ausführlich beschrieben. Das Stichwortverzeichnis der Erkrankungen leistet praktische Hilfe, wenn es schnell gehen soll.

vgs verlagsgesellschaft Köln

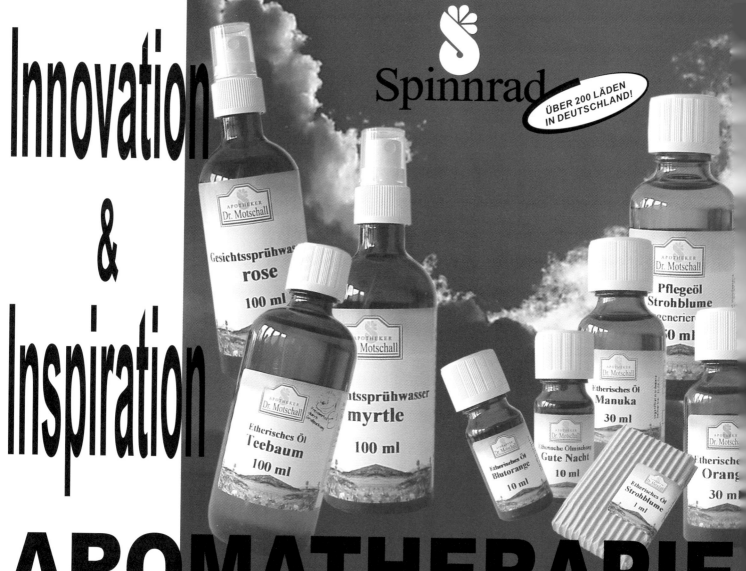